CONSEILS

AUX DEUX SEXES.

SE TROUVE AUSSI :

CHEZ { GABON, Libraire, Rue de l'École-de-Médecine, N° 10 ;
DELAUNAY, Libraire, Palais-Royal.

IMPRIMERIE DE J. SMITH,
Rue Montmorency, 16.

CONSEILS AUX DEUX SEXES

SUR

L'ART DE SE GUÉRIR

DE LA SYPHILIS,

PAR J. MOUCELOT,

Pharmacien de Paris.

2e ÉDITION,

AVEC DES ADDITIONS ET CHANGEMENS IMPORTANS.

Tout homme qui professe l'art de guérir et qui fait un secret de sa méthode ou de la composition des remèdes qu'il prépare, est un CHARLATAN.

Bulletin de Pharmacie, Janvier 1809.

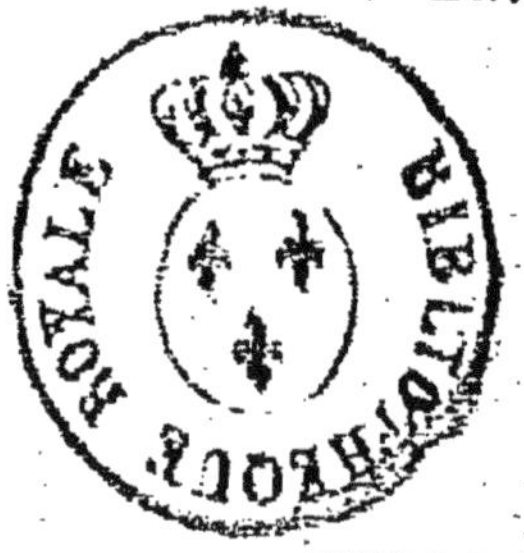

PARIS,

PHARMACIE DE L'AUTEUR,

Quai de la Mégisserie, N° 50, près le Pont Neuf.

1830.

OBSERVATION IMPORTANTE.

VOULANT me renfermer dans l'ordre légal, donner aux malades toute la sécurité qu'ils ont droit d'exiger, et en même temps ôter toute prise à la malveillance, j'ai réuni à mon établissement un cabinet de consultation, dans lequel ils trouveront toujours un médecin, chargé d'ordonner et de diriger l'emploi des médicamens.

QUAI DE LA MÉGISSERIE, N° 50,
Au Premier,
ENTRÉE PAR L'ALLÉE.

Il est de l'intérêt du public de ne pas confondre cet établissement, déjà en activité depuis huit années, avec ces CHARLATANS, dont les éloquentes insinuations n'ont d'autre but que d'attirer des dupes pour satisfaire leur basse cupidité.

AVIS DE L'AUTEUR.

Les personnes de Paris ou de province qui voudront suivre les traitemens prescrits dans cet ouvrage, pourront m'adresser leurs consultations et demandes, je m'empresserai de les soumettre aux médecins, et de répondre avec exactitude à la confiance dont elles auront bien voulu m'honorer.

Nota. Les lettres et envois d'argent devront être affranchis ; sans cette précaution, on ne recevrait pas de réponse.

PRÉFACE

DE LA PREMIÈRE ÉDITION.

La maladie vénérienne, si répandue de nos jours, manifeste sa présence par des symptômes si variés, qu'elle laisse dans l'incertitude ceux qui en sont infectés. Il manquait un ouvrage au moyen duquel on pût reconnaître et traiter soi-même cette maladie contagieuse, que l'on a tant d'intérêt à cacher, et d'autant plus redoutable qu'elle affecte indifféremment tous les âges. L'influence que la syphilis négligée exerce sur notre existence, et sur notre progéniture, est réellement trop pénible pour ne pas chercher à en repousser les suites funestes. Aucun livre jusqu'alors n'avait rempli ce but. Les uns, écrits à des époques trop éloignées, renferment des préceptes que l'expérience a démentis, et qu'il appartient au médecin seul de discerner; les autres, conçus sous un point de vue trop scientifique, exigent des connaissances profondes en médecine pour se laisser comprendre; d'autres, enfin, fabriqu[és] pour prôner un remède, son[t] plutôt destinés à faire des dupes qu'à éclairer les malades sur leur position.

Pénétré de ces considérations, guidé par l'envie d'être utile, je me suis déterminé à rédiger ce petit ouvrage, fruit d'une longue pratique, et dans lequel les règles les plus simples de l'art de guérir sont émises avec autant de brièveté que d'exactitude. L'on y trouvera la définition de la syphilis, les causes qui peuvent favoriser l'infection, la description des symptômes primitifs et consécutifs qui la caractérisent, la désignation du traitement général et particulier applicable à chacun d'eux, les détails les plus minutieux sur le régime et la conduite que les malades devront suivre; enfin, j'indique les cas graves qui réclament les conseils d'un médecin. Afin d'éviter tout embarras et méprise, j'y ai jouté une explication des termes que je n'ai pu me dispenser d'employer.

Je l'ai, de plus, enrichi d'un formulaire de médicamens que le malade sera libre de faire préparer chez son pharmacien de prédilection. Cependant je dois avertir qu'il existe des formules difficiles à confectionner, exigeant l'emploi d'ustensiles et de médicamens qui ne se trouvent point dans toutes les pharmacies ; de là, nécessité de temps et d'expédiens pour les établir. Mais, afin d'empêcher tout retard, et d'ôter toute inquiétude à ce sujet, je préviens les malades qu'ils trouveront dans ma pharmacie* les

* Quai de la Mégisserie, n° 50, près le Pont Neuf, à Paris.

médicamens prescrits dans l'ouvrage, préparés avec le plus grand soin et la plus scrupuleuse exactitude.

Si les nombreuses victimes de la syphilis, guidées par mes conseils, cessent de s'adresser aux ignorans médicastres, si le but que je me suis proposé est atteint, mes espérances sont alors réalisées, et mon travail trouve sa plus douce récompense dans le bien que j'ai fait.

J. M.

Ayant rempli les formalités exigées par la loi, je poursuivrai devant les tribunaux tout débitant d'exemplaires contrefaits.

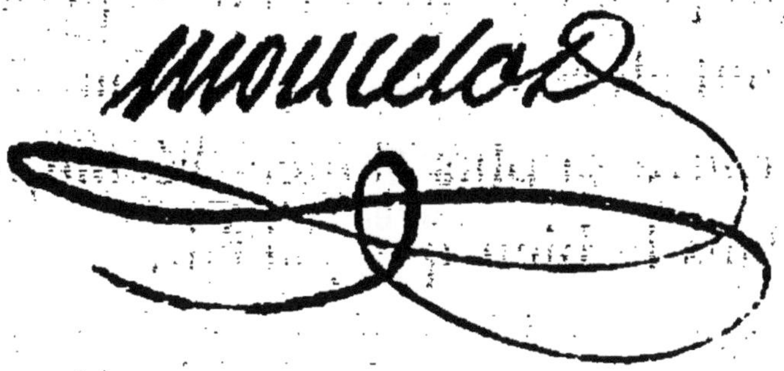

DICTIONNAIRE

EXPLICATIF

DES MOTS PEU FAMILIERS

RÉPANDUS DANS LE COURS DE CET OUVRAGE.

Aine ; on nomme ainsi le pli ou enfoncement qui sépare le ventre de la cuisse.

Aisselle ; cavité qui est au-dessous de la jonction du bras avec l'épaule.

Amygdales ; ce sont deux corps de la forme d'une amande, situés au fond de la gorge, dans l'écartement que laissent de chaque côté les piliers du voile du palais.

Anti-syphilitique ; on désigne ainsi les médicamens destinés à guérir la maladie vénérienne.

Apoplexie ; maladie caractérisée par la privation de sensibilité et de mouvement.

Bougie ; on entend par ce mot, en médecine, un corps cylindrique, flexible, destiné à être introduit dans le canal de l'urètre. Elles sont préparées, soit avec des emplâtres, ou de la gomme élastique.

BOURSES; enveloppes externes des testicules.

CÉPHALÉE; mal de tête violent et opiniâtre.

CLAVICULE; os qui s'articule par une de ses extrémités avec le sternum, et par l'autre avec l'omoplate.

CLITORIS; organe situé à la partie supérieure de l'entrée de la vulve chez la femme.

CONJONCTIVE; membrane muqueuse qui unit le globe de l'œil aux paupières. C'est le blanc de l'œil.

CORDON SPERMATIQUE; sorte de ligament qui s'étend du testicule à l'anneau inguinal.

CORNÉE; c'est la partie antérieure du globe de l'œil, qui a la forme d'une calotte, et qui s'unit par sa circonférence au blanc de l'œil.

DYSSENTERIE; dévoiement avec coliques.

ENTÉRITE; inflammation des intestins.

ÉPILEPSIE; maladie nerveuse, dont les accès consistent dans l'abolition subite des fonctions des sens et de l'entendement, avec des convulsions.

EXFOLIATION; séparation par feuilles ou par

lames de la partie cariée d'un os ou d'une partie tendineuse.

Gangrène; extinction de toute action organique d'une partie. Elle est le résultat d'une violente inflammation, d'une contusion, de la brûlure, de la congélation, ou d'une cause interne inconnue dans sa nature.

Gastrite; inflammation de l'estomac; affection incurable à cause de l'excitation continuelle occasionnée par les alimens.

Gland; sommet de la verge.

Glande prostate; située au-devant du col de la vessie, entourant la première portion de l'urètre. Elle a la forme d'un cœur et la grosseur d'une châtaigne.

Glandes lymphatiques; on a donné ce nom à certains organes d'une structure molle et globuleuse, placés aux aisselles, aines, etc.

Hémorrhagie; on donne ce nom à toute effusion considérable de sang.

Hémorrhoïdes; on appelle ainsi, tantôt une effusion de sang formée par les veines hémorrhoïdales, tantôt une tumeur formée à la marge de l'anus, ou dans l'intérieur du rectum, par la dilatation de ces mêmes veines.

Hydropisie; nom que l'on donne à tout amas

d'eau formé dans une partie quelconque du corps.

HYSTÉRIE; maladie caractérisée par les spasmes de la matrice.

INFECTION; introduction d'un virus dans l'économie animale.

INFLAMMATION; maladie caractérisée par la douleur, la chaleur, la rougeur et la tuméfaction des parties où elle a son siége.

INFLAMMATOIRE; qui a les caractères de l'inflammation.

LEUCORRHÉE; fleurs blanches, écoulement de la matrice.

LÈVRES; on désigne aussi par ce nom les prolongemens du tissu cellulaire, qui forment les bords de la vulve chez la femme.

LOMBES; régions de l'abdomen situées sur les côtés de la région ombilicale, l'une à droite, l'autre à gauche.

MEMBRANES MUQUEUSES; déployées sur toute la surface intérieure de tous les organes creux, et qui communiquent à l'extérieur par les diverses ouvertures dont la peau est percée. Tels sont le nez, les yeux, la bouche, les mamelons et les parties génitales; elles se font remarquer, le plus souvent, par une couleur brune ou rosée.

Méninges ; membranes qui servent d'enveloppe au cerveau.

Menstruation ; écoulement des règles chez les femmes.

Métastase ; changement d'une maladie en une autre, par le transport de la matière morbifique dans un lieu qu'elle n'occupait pas d'abord.

Miasmes ; exhalaisons malfaisantes qui émanent du corps des malades ou des substances animales en putréfaction.

Nymphes ; sont deux replis de la peau qui forment les bords de la vulve de la femme.

Ombilic ; enfoncement que l'on remarque à la partie moyenne du ventre, et qui résulte de la cicatrisation du cordon ombilical.

Ophtalmie ; inflammation de l'œil.

Organes ; parties de l'animal destinées à exécuter quelques fonctions.

Péricrane ; on nomme ainsi le périoste qui revêt toute la surface externe du crâne, et lui forme une enveloppe membraneuse d'une seule pièce.

Périnée ; espace qui est entre l'anus et les parties génitales.

Période ; degré d'une maladie.

Périoste ; membrane fibreuse qui forme une enveloppe aux os.

Péroné ; os de la jambe.

Pharynx ; cavité que forme l'orifice supérieur de l'œsophage dans le fond de la gorge.

Plumaceau ; assemblage de filamens de charpie d'une certaine épaisseur, auquel on donne une forme arrondie, et qu'on applique sur les plaies et ulcères.

Prépuce ; prolongement de la peau qui recouvre le gland sans adhérer. Il faut éviter d'y appliquer des sangsues, car l'infiltration qui en est le résultat dégénère souvent en gangrène.

Pus ; désigne tout liquide produit par la secrétion connue sous le nom de suppuration.

Rectum ; dernière portion du canal intestinal, et qui s'ouvre à l'anus.

Résolution ; action par laquelle une affection quelconque se résout et se dissipe peu à peu sans accidens.

Scarification ; petite incision faite à la peau avec une lancette ou un bistouri.

Scrotum ; enveloppe cutanée extérieure, commune aux deux testicules.

Système ; en anatomie, on entend par ce mot l'ensemble de tous les organes ; en sciences, l'assemblage de principes vrais ou faux, liés ensemble pour en faciliter l'étude ou la conception.

Sondes ; ce sont des instrumens de chirurgie, en argent ou en gomme élastique, destinés à être introduits dans le canal de l'urètre pour sonder la vessie. Elles diffèrent des bougies parce qu'elles sont creuses.

Stationnaire ; état d'une maladie qui ne fait aucun progrès.

Sternum ; os de la poitrine.

Symptômes ; ce sont les signes, perceptibles aux sens, qui caractérisent les maladies.

Testicule ; nom de deux organes glanduleux contenus dans le scrotum et destinés à la secrétion du sperme.

Tétanos ; maladie convulsive.

Tibia ; os de la jambe.

Topiques ; nom donné aux médicamens que l'on applique à l'extérieur du corps.

Tumeur ; éminence circonscrite d'une grosseur quelconque.

Urètre ; canal servant à l'excrétion des urines. Il commence au col de la vessie et se termine au gland chez l'homme ; il est moins long, plus large, et très-adhérent au vagin chez la femme.

Vénérien ; qui est attaqué de la syphilis, ou maladie vénérienne.

VENTOUSES SCARIFIÉES ; on appelle ainsi une petite cloche de verre dont l'air est raréfié, et que l'on applique sur une partie où l'on a fait des scarifications.

VIRUS ; principe inconnu dans sa nature, susceptible de transmettre la maladie qui l'a produit.

VULVE ; ouverture extérieure des parties génitales de la femme.

INTRODUCTION.

En 1821, je composai la première édition de cet ouvrage dans le but de dessiller les malades atteints de la syphilis et de leur dévoiler la turpitude des charlatans qui, traitant alors clandestinement, osent aujourd'hui vanter avec impudence leurs prétendus *spécifiques*.

Encore au début de mon établissement, je cédai à l'instance de quelques amis qui me conseillèrent de mettre les Conseils aux deux sexes sous la protection d'un médecin anonyme, et de me dire seulement éditeur. Les temps sont changés; dix années d'expérience acquise sur plus de huit mille malades, les succès obtenus par les remèdes prescrits dans l'ouvrage, sont des titres que je puis revendiquer: *suum cuique*. Rien n'a été changé dans cette seconde édition concernant les préceptes adoptés dans la première, seulement la formule de quelques médicamens a dû subir des rectifications jugées nécessaires.

Cependant un nouveau système médical, appuyé de brillantes théories, a prétendu bouleverser les principes fondés jusqu'alors sur l'observation et l'expérience des plus célèbres médecins; l'origine, la nature même de la syphilis y sont contestés..... jusqu'au traitement, qui a éprouvé toutes les conséquences du prestige.

Il est admis par son inventeur, comme point fondamental, que tous nos prédécesseurs se sont trompés; et, pour remplacer la théorie du virus, qui expliquait si bien tous les phénomènes de la syphilis, on lit avec surprise:

« Aujourd'hui nous voyons, dans cette « maladie, une série de phénomènes « d'*irritation*, mais nous ne suivons pas « plus l'agent qui le produit dans l'in- « térieur du corps, que ceux qui déve- « loppent les symptômes de la variole, « de la rougeole, de la peste, etc..... « Ainsi le médecin doit se borner à étu- « dier les formes et les degrés de ce phé- « nomène dans les différentes parties du « corps et à noter les modificateurs qu'il « peut leur opposer. »

Broussais, *Examen des doctrines médicales.*

Avec cette hypothèse, émanée de l'auteur de la médecine physiologique, laquelle remet tout en question, la maladie vénérienne est devenue, pour quelques médecins, une *irritation* qui doit se guérir, comme toutes les irritations, par les rafraîchissans, les saignées, la diète et le repos absolu. Avant même que leur conception soit sanctionnée par les faits et l'expérience, ils ont lancé proscription contre les médicamens administrés par leurs confrères passés et présens. *

Le charlatanisme aussi n'a pas tardé à s'emparer de cette incertitude médicale ; il a enfanté cette multitude de médicamens qui suppriment les blennorrhagies en peu de jours, se targuant sur ce qu'on doute de l'existence du virus et conséquemment de celle de la syphilis. Malheureusement les faits ne viennent pas toujours à l'appui des hypothèses; des écoulemens plus ou moins inflammatoires, classés dans la série de blennorrhagie non vénérienne, peuvent

* Qu'ils nous disent donc ce que sont devenus ces nombreux malades qui ont été traités par le mercure et guéris par le célèbre Cullerier? Ils n'en parlent jamais dans leurs opuscules.

Ne sont-ils pas encore plus ridicules d'affirmer que les symptômes consécutifs sont le résultat de l'action du mercure? tandis que la plupart des militaires soumis au *traitement de la faim*, éprouvent des rechutes si fréquentes, qu'ils disent hautement que l'on ne guérit point dans les hôpitaux où il est adopté. Est-ce aussi le mercure qui produit ces symptômes consécutifs?

être à la vérité supprimés par les remèdes violens, appelés *révulsifs*, sans que les malades éprouvent des suites bien sensibles ; mais que d'autres aussi déplorent leur funeste crédulité ? Ou leur écoulement est devenu intarissable, ou ils ont contracté des gastrites ou des entérites qui finissent par les plonger dans un abîme de maux qu'ils eussent évités en suivant un traitement plus rationnel.

Combien de fois n'avons-nous pas vu des bubons, des chancres, et tous les symptômes de la syphilis constitutionnelle, survenir après la suppression d'écoulemens vénériens, ou la cautérisation des chancres à leur début ? Et l'on nie l'existence du virus et de la syphilis!

Cependant l'auteur de l'article précité, effrayé sans doute de la hardiesse de son assertion, et devinant les erreurs qui en sont devenues les conséquences, *dans l'ensemble de ses propositions*, reprend :

« La syphilis est une *irritation* qui

« affecte l'intérieur du corps, les ouvertures des membranes muqueuses, la peau, les systèmes lymphatiques et osseux. Elle doit être traitée par les rafraîchissans et terminée par le *mercure* et les *sudorifiques*, lesquels opèrent la guérison, en exerçant la révulsion sur les capillaires dépurateurs; mais il faut les seconder par l'abstinence. »

Examen des doctrines médicales.

Ainsi le professeur absolu d'opinions nouvelles n'a pu s'affranchir totalement de cette force irrésistible qui vous entraîne malgré vous sur la voie de la vérité.

Attentif aux progrès, pour m'exprimer différemment, aux variations de la médecine, instruit de tous les essais qui ont été tentés jusqu'à ce jour, soit dans la clinique des hôpitaux, soit dans la pratique civile, par mes relations et les rapports des nombreux malades qui se présentent dans mon établissement, je puis assurer que le mercure et les sudorifiques sont encore les seuls médicamens sur lesquels reposent la confiance des médecins véridiques de la capitale.* Des modifications importantes à la vérité sont venues améliorer les traitemens : l'on n'insiste plus autant sur les grandes doses de préparations mercurielles ; les rafraîchissans sont administrés avec discernement pour combattre l'inflammation et modérer les effets, quelquefois trop actifs, du mercure et même des sudorifiques ; un régime sévère, la saignée, la diète et le repos absolu sont reconnus de toute nécessité dans les cas les plus graves, etc.

. . . .

Enfin, nous voyons la syphilis, sub-

* J'en excepte cependant ce *médecin à méthode végétale*, vil plagiaire, assez ignorant pour copier une préface, et encore plus éhonté pour se dire l'auteur de mon rob, en présence des magistrats. Il se pare du nom de son village, *St.-Gervais*, et se vante de posséder au plus haut degré l'art d'exploiter la crédulité publique.

Prouvé à l'audience de la Cour royale de Paris, le 17 juin 1829.

jugée par des médicamens savamment composés et sagement administrés, perdre tous les jours de son intensité; les affections en sont, il est vrai, plus nombreuses que jamais, mais elles cessent d'avoir ce caractère de gravité dont on nous a laissé des images si hideuses.

Et si les femmes, abjurant une fausse honte, apportaient autant de soins à se guérir que les hommes, si elles traitaient rationnellement les écoulemens blennorrhagiques dont elles sont par trop souvent atteintes, et qu'elles se plaisent tant à désigner sous le nom de fleurs blanches, la société renfermerait beaucoup moins de ces prétendues leucorrhéiques, et on aurait alors l'espoir que la syphilis, anéantie dans sa source, eût fini par disparaître un jour du catalogue des maladies contagieuses.

CHAPITRE I.

De la Syphilis. — Son origine présumée. — Ses ravages dans l'économie. — Les symptômes qui la décèlent.

La syphilis, dont l'apparition en Europe date du quinzième siècle, est ou originaire d'Amérique, ou une dégénérescence de la lèpre, selon l'opinion des auteurs que l'on voudra adopter. Elle est contagieuse par contact, c'est-à-dire que l'on ne peut en être atteint sans avoir eu des rapports directs avec une personne infectée. La cohabitation n'est pas le seul cas à redouter : les baisers appliqués sur les yeux, la bouche et les mamelons des seins peuvent aussi communiquer la syphilis, et donner naissance à des symptômes primitifs ou consécutifs, selon la disposition du sujet. Si ces mêmes symptômes sont bien traités, la santé n'en souffre aucune atteinte; mais, si le traitement est suspendu à la première disparition des symptômes, et avant l'entière destruction du virus, la maladie ne tarde point à reprendre sa première intensité; il arrive aussi qu'elle reste stationnaire, c'est-à-dire sans aucun progrès qui puisse déceler sa présence; sécurité funeste! qui nous expose à des regrets tardifs, puisqu'elle régénère la syphilis constitutionnelle sous l'influence de laquelle le malade peut engendrer des enfans écrouelleux, rachitiques, etc., dont l'existence se prolonge rarement au-delà de la première dentition, ou qui traînent une vie languissante, qui accuse sans cesse les auteurs de leurs jours.

C'est encore elle qui, à l'époque du retour chez les femmes, rend si orageux ces momens critiques, en aggravant les dangers de cette période de la vie.

Un vénérien attaqué d'une syphilis stationnaire peut, innocemment, communiquer la maladie à une personne saine, tandis qu'une autre dans le même cas, n'aura rien; bizarrerie singulière, qui, trompant notre perspicacité, met la définition de cette maladie si bien d'accord avec les théories de la médecine actuelle.

La maladie vénérienne atteint tous les âges : l'enfant dans le sein de sa mère peut en être affecté par l'acte qui l'a conçu ou autres subséquens, et qui seraient suivis d'écoulemens, de chancres ou d'excroissances aux parties génitales, qui persisteraient jusqu'à l'époque de l'accouchement. Dans ce dernier cas, l'infection daterait du passage de l'enfant sur ces parties; mais si, dans le dernier mois de grossesse, la mère se trouvait infectée à la suite de baisers donnés par un vénérien, l'enfant naîtra sain, parce que le virus n'aura pas eu le temps d'envahir tout le système.

L'enfant né de parens sains n'est point à l'abri des atteintes de la syphilis : la lactation par une nourrice infectée, les baisers prodigués trop fréquemment, à cet âge où la peau tendre encore est susceptible de la moindre impression, sont autant de chances à redouter.

Pour connaître la marche de la syphilis, en suivre les progrès ou la bizarrerie, et expliquer la différence des traitemens que l'on doit s'administrer, nous la divisons en deux classes.

La première comprend la *syphilis récente*, communiquée par un coït qui est suivi des symptômes que nous qualifions de primitifs, parce qu'ils arrivent dans le premier temps de l'infection ; ils affectent toujours la partie où le virus a été appliqué et absorbé. Ainsi, la gonorrhée, les chancres, les pustules humides et les bubons, sont des symptômes primitifs toutes les fois qu'ils paraissent dans le premier mois qui suit l'acte qui les a produits.

La seconde classe renferme la *syphilis ancienne*, appelée aussi *confirmée* ou *constitutionnelle*. Elle est caractérisée par des symptômes que nous nommons consécutifs, parce qu'ils ne paraissent que dans le second mois après l'infection, et que plus souvent ils sont le résultat de symptômes primitifs négligés ou mal soignés.

Ainsi le temps de leur apparition est donc indéterminé; ils se compliquent de tous les symptômes primitifs négligés et des ulcères de la gorge, de la bouche, du nez, des pustules cuivreuses, des végétations aux parties génitales, à l'anus, à la figure, et des douleurs ostéocopes, ou carie des os, etc.....

Nous venons de désigner les symptômes primitifs et les symptômes consécutifs; nous observons encore que les symptômes primitifs étant le résultat de l'action du virus vénérien sur les parties où ils siègent, il faut les regarder comme un avertissement de la nature pour prévenir le développement des symptômes consécutifs, dont l'apparition annonce, sans le moindre doute, la présence du virus dans tout le système.

La syphilis confirmée constituant une affection beaucoup plus dangereuse, plus longue et plus difficile à guérir que les symptômes primitifs, nous conseillons aux malades de suivre, le plus exactement possible, le traitement que nous allons leur indiquer; car leur négligence à cet égard, ou leur confiance dans un charlatan, dont les spécifiques sont plus souvent des poisons que des médicamens, peuvent déterminer en peu de temps l'infection générale de tout le système.

Cependant il ne faut pas conclure de là que la syphilis confirmée soit toujours la suite des symptômes primitifs négligés; elle est aussi le résultat direct d'une infection ancienne, communiquée non-seulement par le coït, mais aussi par la simple application du virus sur une partie, soit excoriée, soit enflammée, ou dont l'épiderme est très-mince, comme au gland, aux grandes et petites lèvres des parties génitales, à l'anus, aux yeux, à la bouche, au mamelon, par la lactation de la nourrice à l'enfant, et de l'enfant à la nourrice. Nous avons des preuves que la peau même n'est pas un obstacle suffisant à l'action de ce principe contagieux.

La maladie vénérienne confirmée se complique de symptômes bien plus variés que la syphilis récente. Pour nous en faire une idée, nous supposerons un malade abandonné aux ravages de l'infection ancienne. Nous verrons successivement tous les différens systèmes de l'économie entrepris. D'abord on observe sur celui des vaisseaux absorbans, voie constante de communication du virus, des bubons et engorgemens le long des vaisseaux lymphatiques. Les membranes muqueuses deviennent le siége d'inflammations, d'ulcères au nez, à la bouche et dans la gorge. Ensuite, l'organe cutané se couvre de végétations, d'excroissances, d'ulcères et de pustules. Enfin, la chute des cheveux, des poils et des ongles sont les précurseurs du dernier degré d'infection qui attaque le système osseux; telles sont la carie, le gonflement et la perte partielle ou totale des os. Nous avons exposé l'action directe du virus vénérien sur les organes; les désordres qui en résultent amènent une série d'infirmités qui aggravent encore la position du malade. De ce nombre sont les douleurs générales, les maux de tête violens, les ophtalmies rebelles, la cécité, les tintemens d'oreille, la surdité, la faiblesse, l'amaigrissement et le marasme : la mort n'est plus qu'un soulagement réclamé avec instance pour mettre un terme à tant de misère.

La syphilis ne parcourt jamais tous ces degrés et n'en suit point la marche régulière; mais il arrive assez souvent que les os se gonflent, la gorge s'ulcère, ou que la peau se couvre de pustules après la disparition des symptômes primitifs, sans que des accidens consécutifs moins graves aient fait soupçonner les atteintes de cette funeste maladie.

Nous ne pouvons déterminer l'époque à laquelle les symptômes consécutifs décèlent leur présence; cependant nous observons que s'ils sont le résultat d'une infection directe, elle peut avoir lieu dans le cours du second mois, mais que, s'ils sont la conséquence de symptômes primitifs négligés, il n'est pas extraordinaire de voir la syphilis rester cachée des années entières, et tout-à-coup faire explosion par les symptômes les plus graves.

Pour faciliter aux malades la manière de se traiter avec succès, j'ai réuni dans le même chapitre les variétés d'un symptôme, et j'ai indiqué les médicamens à prendre selon que la maladie est primitive ou consécutive, c'est-à-dire récente ou ancienne.

CHAPITRE II.

Blennorrhagie chez l'homme. — Son traitement. — Blennorrhée. — Son traitement. — Suppression spontanée de l'écoulement. — Gonflement des testicules. — Ophtalmie gonorrhoïque. — Blennorrhagie du gland. — Son traitement. — Blennorrhagie chez la femme. — Son traitement. — Blennorrhagie consécutive. — Son traitement.

DE LA BLENNORRHAGIE,

VULGAIREMENT GONORRHÉE OU CHAUDE-PISSE, CHEZ L'HOMME.

Cette affection se manifeste par un écoulement muqueux, opaque, verdâtre, puriforme, sortant du canal de l'urètre ; l'émission des urines est alors accompagnée d'un sentiment de chaleur et de cuisson plus ou moins vif. Presque toujours elle reconnaît pour cause le coït avec une personne infectée; cependant la cohabitation avec une personne saine pendant la menstruation ou l'écoulement de fleurs blanches, en général les excès en amour et à table peuvent aussi la produire ; mais elle n'est vénérienne que dans le premier cas.

Les femmes enceintes sont sujettes à des ulcérations non vénériennes aux parties sexuelles, susceptibles de communiquer une gonorrhée très-douloureuse ; nous en avons des exemples.

L'écoulement ne paraît pas chez tous les sujets à la même époque ; il éprouve des retards qui se prolongent quelquefois jusqu'au vingtième jour ; la marche de la maladie et la guérison ne peuvent pas être mieux déterminées, puisqu'elles dépendent autant de l'exactitude du régime que de la sensibilité du malade.

La blennorrhagie varie en intensité ;

quelquefois elle est si bénigne que le sujet ne s'en aperçoit que par les traces de l'écoulement marquées sur le linge. Le plus ordinairement, le malade éprouve à l'extrémité de la verge, une chaleur ou titillation qui se change en cuisson lorsqu'il rend ses urines; bientôt un léger écoulement séreux et limpide annonce l'accroissement des douleurs et cause de fréquentes érections, dont la chaleur du lit augmente le renouvellement ainsi que la durée. Enfin, l'écoulement devient plus abondant et se colore en jaune verdâtre, les douleurs diminuent, l'inflammation disparaît, mais l'écoulement persiste et réclame impérieusement le traitement anti-syphilitique.

Nous voyons quelquefois des symptômes plus graves accompagner le début de la gonorrhée : c'est lorsque l'inflammation embrasse toute la partie depuis l'extrémité de la verge jusqu'au col de la vessie; il en résulte une douleur très-vive, qui rend l'émission des urines plus difficile et accompagnée de quelques gouttes de sang; les érections involontaires deviennent insupportables par la courbure de la verge, etc. ; enfin les cordons spermatiques et les lombes éprouvent de douloureuses sensations qui caractérisent la blennorrhagie virulente, vulgairement chaude-pisse cordée.

TRAITEMENT.

Nous conseillons au malade, aussitôt qu'il s'apercevra des premiers symptômes que nous venons de décrire, qu'ils soient vénériens ou non, de diminuer sa nourriture, de se mettre à l'usage d'alimens sains, légers, sans âcreté, par conséquent d'éviter la charcuterie, ragoûts, salade, fromages forts, vins purs, café et liqueurs. Il modérera ses exercices, abrégera ses courses, et placera un suspensoir pendant le jour seulement. En même temps, il boira toutes les vingt-quatre heures une pinte à une pinte et demie de tisane d'orge, de graine de lin ou de chiendent, à son choix; mais il accordera toujours la préférence à la poudre rafraîchissante (n° 19) fondue dans l'eau; il prendra des bains tous les jours, s'il lui est possible; à leur défaut, des bains de verge matin et soir pendant une demi-heure, dans la décoction tiède de racine de guimauve ou de graine de lin. Si la maladie est cordée, il est urgent d'employer les moyens qui peuvent faire cesser cet état fâcheux; ainsi nous recommandons le repos, la diète, les bains, les lavemens de graine de lin, de racine de guimauve, avec une tête de pavot; les tisanes seront tièdes et mieux encore la poudre rafraîchissante (n° 19), fondue dans l'eau chaude; les cataplasmes de farine de graine de lin sur la verge, concurremment avec l'application d'une douzaine de sangsues sur la partie du périnée voisine de l'anus, après la chute desquelles on applique un cataplasme, ou de deux petites sangsues sur le gland, à côté de l'ouverture du canal de l'urètre. On réussit très-bien à diminuer l'irritation et à calmer les douleurs que l'on éprouve soit pendant l'émission des urines, soit par les érections involontaires de la nuit. Telle est la base du premier traitement, qui soulage d'autant plus promptement le malade, qu'il est plus exactement suivi.

Il arrive encore très-souvent des rétentions d'urine qui peuvent devenir dangereuses par la quantité de liquide que l'on boit; dans ce cas, il convient de supprimer les tisanes, la poudre rafraîchissante, de prendre des bains et du repos, et d'étancher la soif en mettant dans sa bouche un morceau d'orange, de citron, de gelée de groseille, et de continuer ainsi jusqu'à ce que les urines aient repris leur cours. Cependant si elles tardaient trop, il faudrait s'adresser à un médecin pour s'assurer si l'inflammation de la glande prostate n'en serait pas la cause; alors l'application réitérée de sangsues au périnée, les cataplasmes arrosés de laudanum, les sondes et même les frictions mercurielles locales seraient employés méthodiquement jusqu'à ce que l'inflammation et les douleurs soient dissipées, et que l'émission des urines s'effectue avec plus de facilité.

Nous venons d'indiquer les plus sages précautions pour calmer la période inflammatoire de la gonorrhée, maintenant nous avons un autre but à atteindre, c'est de détruire le virus vénérien avant qu'il ait eu le temps de se répandre dans l'économie; en conséquence, le malade prendra tous les jours les pilules dépuratives grises et blanches (n° 14) comme elles sont prescrites dans le formulaire, le matin à jeun, dans la journée, et le soir en se couchant, ou une heure avant de manger, s'il soupe; il boira par dessus un verre de sa tisane ou de solution de poudre rafraîchissante (n° 19). Dans le cours de la journée, quelques verres de sa boisson seconderont très-bien l'effet de ces médicamens continués sans interruption jusqu'à ce que l'écoulement disparaisse ou qu'il ne laisse plus de trace jaune sur le linge, ce qui a lieu dans un espace de temps que l'on ne saurait préciser, mais qui se manifeste tous les jours par une amélioration sensible; en même temps il se remettra à ses travaux ordinaires, ayant soin d'éviter les trop grandes fatigues et les efforts qui peuvent occasionner la métastase de l'écoulement sur les testicules.

DE LA BLENNORRHÉE.

Si, malgré le traitement que nous avons indiqué, l'écoulement persiste, il prend le nom de *blennorrhée;* dans cet état il n'est plus vénérien ni contagieux, mais il laisse le malade dans l'incertitude et sous l'influence du moindre excès. Il est donc prudent de ne point abandonner cet écoulement à la nature, et d'en déterminer la guérison par le traitement suivant.

TRAITEMENT.

Le malade se purgera avec les pilules de Beloste, à la dose de deux le soir en se couchant, et quatre le lendemain matin, pendant quatre jours de suite; il continuera l'usage de la poudre rafraîchissante (n° 19), ou de sa tisane jusqu'à la guérison parfaite, et commencera à prendre les pilules américaines (n° 12) du formulaire, ou la potion balsamique (n° 15); si, au bout du temps désigné, l'écoulement n'était pas terminé, il faudrait faire les injections telles qu'elles sont prescrites au (n° 10) formulaire.

A cette période, les alimens seront restaurans, le vin aura la préférence sur les autres boissons pendant les repas, mais le café et les liqueurs sont spécialement défendus. Les bains chauds sont proscrits et les bains froids recommandés.

Observation. La blennorrhée cède toujours à ces moyens lorsque le malade n'en a pas dérangé le cours par ses imprudences où sa négligence. Cependant il s'en trouve de rebelles qui reconnaissent pour cause le rétrécissement de l'urètre, suite de l'inflammation de cet organe; il convient de tout abandonner pour faire usage de bougies en gomme élastique, comme il est détaillé au (n° 2) formulaire. Lorsque le canal a repris son diamètre ordinaire, la blennorrhée cesse d'elle-même ou à l'usage des pilules américaines (n° 12), des injections (n° 10), de la poudre américaine (n° 20) ou de la potion balsamique.

La ténacité des écoulemens blennorrhéens, chez l'homme, tient encore à la présence de carnosités dans le canal de l'urètre; c'est un engorgement causé par un mauvais traitement ou les écarts de régime, par des médicamens violens ou des injections astringentes administrées pendant la période inflammatoire, lesquels retardent alors ou empêchent la guérison, en entretenant l'irritation qui, avec le temps, occasionne cette affection.

Plusieurs moyens sont employés en médecine pour détruire cet obstacle ; 1° *la cautérisation*. Cette opération demande beaucoup de dextérité et d'habitude : habilement faite, elle réussit parfaitement ; 2° l'emploi prolongé des bougies en gomme élastique ou emplastique ; 3° des cylindres creux en argent que l'on introduit dans le canal, et qui, par leur pression continuelle, favorisent la dilatation : ce moyen n'est pas sans danger.

On reconnaît les retrécissemens du canal de l'urètre par le jet de l'urine, qui est beaucoup plus petit qu'à l'ordinaire, lequel se partage aussi en deux à la sortie du canal, ou tourne comme une vis ; il faut avoir soin de retirer le prépuce en arrière, car, par son prolongement, il produit quelquefois ce phénomène.

Nous venons de donner la description de la blennorrhagie et les détails de son traitement jusqu'à la guérison parfaite, mais il se présente quelquefois des accidens qui entravent la marche et réclament une attention particulière.

GONFLEMENT DU TESTICULE

PAR LA SUPPRESSION DE L'ÉCOULEMENT, VULGAIREMENT CHAUDE-PISSE TOMBÉE DANS LES BOURSES.

Tout ce qui tend à opérer la suppression entière de l'écoulement, avant que la maladie soit arrivée à sa période, peut occasionner le gonflement inflammatoire plus souvent du testicule gauche, quelquefois du testicule droit, et successivement des deux. Il surpasse en peu de temps trois ou quatre fois son volume en grosseur. Les douleurs qui s'ensuivent sont très-vives, accompagnées de pesanteur aux lombes et de tiraillemens du cordon spermatique correspondant au testicule engorgé.

Voici les causes qui peuvent déterminer cet accident : un mauvais traitement, tel que les préparations de baume de Copahu administrées sous différens noms pour arrêter un écoulement à son début, les violens purgatifs, les injections astringentes, les bains froids dans les premières périodes, l'exposition subite à une température froide et humide, un suspensoir mal fait, la danse, l'escrime, les longues marches, un saut, tous les excès, la masturbation et les femmes; en évitant ces diverses causes on préviendra cette funeste maladie.

TRAITEMENT.

Aussitôt que le malade s'apercevra de son état, il abandonnera l'usage des préparations, injections, purgatifs, etc., qui auraient causé cet accident; il suspendra aussi toute préparation mercurielle, et appliquera sur le testicule des cataplasmes de farine de graine de lin, arrosés avec quinze ou vingt gouttes de laudanum, et renouvelés toutes les deux ou trois heures, s'il est possible; il boira de préférence la poudre rafraîchissante (n° 19) fondue dans l'eau tiède, ou une tisane d'orge ou de graine de lin nitrée; il prendra tous les jours un bain ou deux demi-bains et gardera le lit, une saignée au bras, si le sujet est sanguin, ou bien douze sangsues, dont six à la partie interne supérieure de la cuisse du côté malade, et les six autres sur le scrotum du même côté. Les lavemens et la diète lui sont également recommandés. Lorsque la sensibilité et l'inflammation seront diminuées on se mettra à l'usage des pilules dépuratives blanches (n° 14), à la dose de deux matin et soir; on appliquera des cataplasmes, ou de farine de lin arrosée d'extrait de Saturne, ou de boue de meule de coutelier délayée dans du vinaigre, et de préférence des compresses trempées dans la solution de deux onces de sous-carbonate de soude dans une livre d'eau, et renouvelées trois ou quatre fois par jour; afin de hâter le retour de l'écoulement, d'où dépend la guérison entière du testicule, on placera en même temps des cataplasmes chauds de farine de graine de lin autour de la verge. La diminution du testicule n'aura pas plus tôt permis au malade de se lever, qu'il ajustera un suspensoir (n° 22), devenu indispensable jusqu'à la guérison parfaite. Les pilules dépuratives grises et blanches (n° 14), la poudre rafraîchissante (n° 19), les pilules américaines, etc., seront continuées comme nous l'avons décrit au traitement de la blennorrhée.

Nous observerons encore au malade que souvent il subsiste une induration attenant au testicule, qui exige des années même pour disparaître et peut exister toute la vie sans inconvénient. L'inflammation du testicule par la métastase de l'écoulement, lorsqu'elle n'est pas soignée, est susceptible de se terminer par la suppuration, cas extrêmement grave, qui réclame les soins du médecin, mais contre lequel les secours de l'art sont souvent sans succès, ce qui rend la perte du testicule inévitable.

OPHTALMIE GONORRHÉIQUE.

Lorsque l'écoulement se supprime sans avoir parcouru toutes ses périodes d'une manière régulière, l'inflammation peut se porter aussi sur la conjonctive de l'œil qui s'engorge, tant à la face interne des paupières que sur le globe, où elle forme un bourrelet autour de la cornée. L'impression de la lumière reste insupportable, et l'humeur qui secrète devient âcre, plus visqueuse, et jaune-verdâtre, comme l'écoulement lui-même ; bientôt la conjonctive se gonfle, cause une désorganisation qui obscurcit la transparence de la cornée et laisse échapper les humeurs de l'œil, perdu pour toujours, terminaison funeste que les soins les plus assidus ne peuvent prévenir.

Quelquefois cependant les symptômes se succèdent moins rapidement et donnent un plus grand espoir de guérison.

TRAITEMENT.

Le traitement doit être suivi par un médecin exercé. En voici l'aperçu : entretenir l'œil propre au moyen de lotions émollientes préparées avec une infusion de fleurs de mauve ou de guimauve; faire usage de tisane d'orge et de chiendent nitrée, ou mieux la poudre rafraîchissante (n° 19) fondue dans l'eau tiède, les bains de pieds, les saignées, la scarification de la conjonctive, les cataplasmes émolliens arrosés de quelques gouttes de laudanum, de légers purgatifs, etc.; si l'écoulement ne reparaît point, tremper une bougie dans l'humeur qui suinte de la conjonctive et l'introduire de suite dans le canal de l'urètre, appliquer, sans aucun retard, un vésicatoire à la nuque, et continuer le traitement, par les pilules dépuratives grises et blanches (n° 14) et les autres médicamens, tel que nous l'avons prescrit à l'article *Blennorrhée.*

Nous observerons que l'ophtalmie gonorrhéique est heureusement beaucoup plus rare que le gonflement du testicule, quoique l'une et l'autre de ces affections soient occasionnées par les mêmes causes.

BLENNORRHAGIE DU GLAND,

VULGAIREMENT CHAUDE-PISSE BATARDE.

Caractérisée par un écoulement muqueux plus ou moins épais, plus ou moins abondant, qui a lieu à la surface interne du prépuce et externe du gland, tant qu'il existe de l'inflammation, mais qui se fixe à la base du prépuce, au point de réunion avec le gland lorsqu'elle vient à diminuer; elle reconnaît pour cause le coït avec une personne infectée et le défaut de propreté.

TRAITEMENT.

La poudre rafraîchissante (n°.19) fondue dans l'eau, des bains de verge trois à quatre fois par jour dans la décoction tiède de racine de guimauve, s'il y a de l'inflammation, et dans l'eau froide quand elle sera passée. Si le malade découvre difficilement, il fera des lotions avec une petite seringue à bec long et pointu entre le gland et le prépuce; ensuite l'on prendra les pilules dépuratives grises et blanches (n° 14) pendant quinze jours, si la maladie est récente, et vingt jours si elle est ancienne, toujours avec la poudre rafraîchissante; l'on terminera par des bains de verge, deux fois par jour, dans de l'eau préparée avec demi-once d'extrait de Saturne par pinte, et continuera jusqu'à la guérison parfaite.

BLENNORRHAGIE,

VULGAIREMENT CHAUDE-PISSE CHEZ LA FEMME.

Cette maladie ne réside point dans le canal de l'urètre, comme chez l'homme; mais elle se manifeste dans le vagin par un écoulement muqueux, jaune-verdâtre, puriforme, qui occasionne une cuisson incommode, augmentée par l'émission des urines; l'inflammation quelquefois est telle, que les malades éprouvent de la difficulté à marcher et à s'asseoir.

TRAITEMENT.

La méthode curative qui convient à cet écoulement est on ne peut plus simple : les tisanes d'orge, de chiendent ou de graine de lin nitrées, et de préférence la poudre rafraîchissante (n° 19) fondue dans l'eau tiède, des bains tous les jours, et le repos. On fera aussi très-souvent dans la journée des lotions et injections avec le lait ou la décoction de racine de guimauve; elles seront employées tièdes en hiver et froides en été. L'inflammation dissipée et le calme rétabli, on administrera aussitôt un purgatif dont l'usage n'a pas le même inconvénient qui l'a fait rejeter à cette même période chez l'homme. Ensuite on se mettra à l'usage des pilules puratives grises et blanches (n° 14), comme elles sont prescrites dans le formulaire, toujours avec la poudre rafraîchissante. Après le traitement, qui aura dû être continué pendant l'intervalle entier d'une menstruation, l'on aura recours aux injections (n° 10).

OBSERVATION. — Si l'on ne réussit pas toujours à guérir les écoulemens chez les femmes, il ne faut en attribuer la cause qu'à la menstruation, qui rappelle tous les mois les forces vitales vers l'organe, siége de la maladie, et y entretient une irritation contraire à la guérison; mais ce qui doit tranquilliser la malade, c'est que l'écoulement qui persiste après le traitement dégénère en leucorrhée ou *fleurs blanches*, et par conséquent n'est plus vénérien ni contagieux; abstraction faite cependant de circonstances communes à toutes les femmes affligées de fleurs blanches, c'est que cet écoulement leucorrhéen acquiert quelquefois une âcreté telle qu'il peut déterminer chez l'homme une blennorrhagie non vénérienne, souvent très-douloureuse, et dont la guérison exige le même traitement que nous avons décrit plus haut.

TRAITEMENT

De la Blennorrhagie consécutive, ou Écoulement opiniâtre.

Il existe des malades qui, à la suite de mauvais traitemens et d'écarts dans le régime, portent depuis des années des écoulemens gonorrhéiques qui ne sont entretenus par aucun rétrécissement du canal. Tout le talent des médecins, tous les remèdes secrets ont été essayés sans succès; j'ai vu des sujets dont l'écoulement cessait à la verge pour se porter au nez et reparaître à la verge sans discontinuer; chez d'autres, l'écoulement avoir lieu alternativement à l'anus ou à la verge; d'autres enfin ont tous les printemps une gonorrhée chronique qui cesse avec quelques boissons dépuratives pour revenir l'année suivante : cet état annonce une altération profonde du système lymphatique, qui ne cède point aux moyens violens et prompts, mais aux médicamens anti-syphilitiques les plus énergiques.

L'expérience a prouvé que les pilules dépuratives (n° 14) avec la poudre rafraîchissante, prises avec persévérance pendant plusieurs mois, ont guéri radicalement des écoulemens qui duraient depuis nombre d'années.

Le rob végétal sudorifique (n° 21), seul ou concurremment avec les frictions d'hydro-chlorate d'or sur la langue, et la poudre rafraîchissante (n° 19) dans la journée, ont réussi chez d'autres.

Enfin les pilules purgatives fondantes, les pilules américaines à forte dose, ont aussi procuré des guérisons remarquables.

Les malades, ayant besoin des avis d'un médecin exercé pour se guider dans l'administration de ces médicamens, s'adresseront directement au cabinet de consultation *, dans lequel un médecin leur indiquera le traitement le plus convenable.

Avis.—On n'accorde généralement pas assez d'attention à la gonorrhée ; les accidens fâcheux que nous avons exactement décrits devraient désiller les yeux et faire proscrire tous ces traitemens expéditifs, tant prônés par leurs auteurs, et adoptés avec trop d'avidité par le public, qui ne se lasse jamais d'être victime.

* Quai de la Mégisserie, N° 50, au premier.

CHAPITRE III.

Des Chancres primitifs.—Leur traitement.— Des Chancres consécutifs.—Leur traitement.—Du Phimosis. — Du Paraphimosis. — Leur traitement.—Des Rhagades.—Leur traitement.

Les chancres sont des ulcères de différentes longueurs et profondeurs, affectant, chez l'homme, le gland, le prépuce, la peau de la verge et des bourses, le pourtour de l'anus et la bouche; chez la femme, la face interne des grandes lèvres, toute l'étendue des petites, jusques et y compris l'entrée du vagin, les mamelles, la bouche, le visage et toute autre partie du corps, si le virus y est immédiatement appliqué; leur présence, signe certain d'infection, se manifeste souvent au bout de quelques semaines, mais le terme ordinaire de leur développement est du troisième au sixième jour, pour les chancres primitifs, et à des époques plus éloignées pour les chancres consécutifs. Nous allons décrire le plus succinctement possible les symptômes qui les caractérisent.

Une démangeaison incommode est le précurseur d'un petit bouton rougeâtre qui blanchit bientôt, et laisse échapper un liquide jaune-clair et très-âcre; bientôt le centre se creuse, devient blanc, tandis que les bords, conservant un aspect rouge-pâle, restent durs et engorgés; l'humeur qui en découle change aussi de nature, elle s'épaissit, acquiert de la viscosité et ressemble à un véritable pus.

Les chancres affectent diverses formes: tantôt ils présentent une superficie variée en étendue, et restent stationnaires ; tantôt ils gagnent en profondeur et en largeur, rongeant chaque jour les parties saines, soit dans toute leur circonférence, soit d'un seul côté. Les seuls chancres du gland offrent quelquefois des différences qu'il est bon d'observer ; ils ont une surface granuleuse, et couverte d'inégalités ; leurs bords ne sont ni durs, ni engorgés, mais, dans ce cas, ils sont mous, et découpés irrégulièrement.

Une remarque importante est la distinction en chancres indolens, peu enflammés, ne causant que de légères douleurs, et en chancres inflammatoires très-douloureux ; ce sont ces derniers qui causent les phimosis et paraphimosis.

Aidés de ce qui précède, nous allons faire comprendre comment les chancres négligés ou mal traités peuvent entraîner l'infection générale : en effet, puisque l'humeur secrétée, immédiatement appliquée, communique la vérole à un autre individu, à bien plus forte raison doit-elle exercer sa propriété contagieuse sur le malade lui-même, puisqu'elle séjourne habituellement sur les bords de la partie ulcérée, où les vaisseaux inhalans aboutissent en grand nombre. D'après ce raisonnement, puisqu'il ne peut y avoir de chancres sans commencement d'infection, il est donc dangereux de les cautériser dans les premiers jours de leur apparition : 1° parce que cette cautérisation ne détruit pas l'infection, mais seulement l'ulcère ; 2° parce qu'elle est très-souvent suivie de bubons aux glandes voisines ; 3° parce que la cicatrice prompte qui en résulte laisse le malade dans une sécurité qui le dissuade de prévenir, par un traitement convenable, l'infection dont il a tant à redouter les suites.

TRAITEMENT

Des Chancres primitifs.

Les chancres même les plus bénins, sont toujours un peu inflammatoires à leur apparition. Si l'on commence le traitement aussitôt, on appliquera de la charpie fine, trempée dans la décoction de racine de guimauve ou de graine de lin, le tout recouvert de cérat. Quelques jours suffisent pour les rendre stationnaires ou indolens. Il faut alors cesser toute application émolliente, et les stimuler, soit avec un mélange d'onguent napolitain et de cérat, à partie égale, soit avec de la charpie imbibée de solution mercurielle opiacée (n° 5), renouvelée matin et soir. Pour traitement interne, les tisanes de lin, chiendent et orge, de préférence la poudre rafraîchissante (n° 19), avec deux pilules antisyphilitiques majeures (n° 13), matin et soir, continuées jusqu'à la guérison parfaite, qui s'opère promptement. Si cependant les chancres résistaient à l'action de ces médicamens, ce qu'on reconnaîtrait au peu de rougeur de leurs bords, et à leur état stationnaire opiniâtre, il faudrait alors les panser matin et soir avec la charpie couverte d'onguent mercuriel, d'onguent brun ou d'eau stiptique (n° 6). L'on se mettra à l'usage du rob végétal sudorifique à la dose d'une à deux cuillerées à bouche soir et matin par dessus les pilules. Dès qu'ils sont ramenés à l'état d'ulcères simples, ce que l'on reconnaît à leur couleur rouge vif, on cesse ces applications pour les panser simplement avec du cérat, jusqu'à leur entière guérison.

Lorsque avec ces médicamens, les chancres, au lieu de se guérir, s'irritent et grandissent davantage, ils prennent le nom de chancres inflammatoires; il faut alors se soumettre au traitement que nous allons indiquer : aussitôt que l'on s'en aperçoit, il convient de cesser tout usage de préparations mercurielles pour prendre le régime adoucissant; ainsi, le repos et la diète sont recommandés, concurremment avec la poudre rafraîchissante (n° 19), ou les tisanes d'orge, chiendent ou graine de lin; les bains entiers ou ceux de la partie malade, dans la décoction tiède de racine de guimauve et de têtes de pavots, pendant une heure, et répétés le plus souvent possible. Après les bains, on pansera avec de la charpie trempée dans de la décoction de guimauve, et recouverte de cérat. Lorsque l'inflammation est apaisée, ce qu'on reconnaît au peu de rougeur de la plaie et des environs ainsi qu'à la disparition des douleurs, il faut se soumettre au traitement anti-syphilitique, qui n'eût fait que les aggraver si on l'eût commencé plus tôt. Ainsi, le malade prendra, matin et soir, deux pilules anti-syphilitiques majeures, et boira par dessus une à deux cuillerées de rob végétal sudorifique; il prendra dans la journée quatre verres de tisane ou de poudre rafraîchissante; il continuera les bains adoucissans, et appliquera ensuite de la charpie, couverte d'un mélange, à partie égale, d'onguent napolitain et de cérat. Si, malgré ces médicamens, les chancres continuent à exercer leur ravage, à ronger et s'étendre, etc., comme ils dépendent plus d'un état particulier au malade, que de l'âcreté du virus syphilitique, il faut avoir recours à un médecin instruit, qui prescrira soit les purgatifs, les amers, les calmans, soit les vésicatoires ou autres topiques.

DU PHIMOSIS.

Le phimosis est un étranglement du prépuce, au-devant de l'extrémité de la verge, et qui s'oppose à ce que ce repli membraneux puisse être reporté derrière la couronne du gland.

Il reconnaît pour cause la présence des chancres inflammatoires du prépuce ou du gland, lesquels déterminent le gonflement de l'un ou de l'autre de ces organes, ou des deux en même temps.

Nous distinguerons deux espèces de phimosis : 1° le *phimosis inflammatoire*. Dans cette maladie, si le chancre est placé sur le prépuce, cet organe devient rouge, gonflé et très-douloureux, tandis que le gland, qu'il recouvre complètement, conserve son état ordinaire. Si le chancre est placé sur le gland, il en détermine l'inflammation et le gonflement, cas rare; alors le prépuce reste dans son état ordinaire, à la distension près. Enfin, les chancres peuvent occasionner l'inflammation du gland et du prépuce par leur présence sur ces deux parties; dans ce cas, le malade réclame des soins urgens.

2° Le *phimosis indolent* n'est accompagné d'aucun symptôme inflammatoire; le gonflement du prépuce est seul la cause de cette maladie, qui n'admet point la présence des chancres; on le reconnaît à ce qu'il ne change point la couleur de la peau, et qu'il ne cause aucune douleur. Il se présente de deux manières : ou la tumeur est dure, opaque, ou elle est molle, à demi transparente. Le traitement est le même dans l'un ou l'autre cas.

TRAITEMENT
Du Phimosis inflammatoire.

Le malade baignera trois ou quatre

fois, le plus long-temps possible (une heure, par exemple), la verge dans une décoction tiède de racine de guimauve ou de graine de lin. Avec une petite seringue, il injectera ces mêmes liqueurs entre le prépuce et le gland. Après le bain, il enveloppera la verge dans un cataplasme préparé avec une décoction de deux têtes de pavot et deux onces de farine de graine de lin. Ensuite il tiendra la verga dressée contre le ventre. Si le phimosis se déclare pendant l'usage d'un traitement mercuriel, il faudra le cesser pour quelques jours, et se mettre à l'usage de la poudre rafraîchissante (n° 19), fondue dans l'eau chaude, ou des tisanes d'orge, chiendent, graine de lin. Si le malade était échauffé, il prendrait tous les jours un bain entier, et matin et soir un lavement de graine de lin, avec addition de deux onces de miel commun. Cependant, il est des cas, urgens à la vérité, où l'inflammation ne cède point à ces moyens. Alors il faut se faire saigner au bras, ou appliquer une dizaine de sangsues au périnée. Si, malgré tous ces soins, l'inflammation augmente, ce que l'on reconnaît au gonflement et aux douleurs que l'on éprouve, il faut redouter la gangrène du prépuce et de la verge. Il convient alors de s'adresser à un chirurgien adroit, qui pratiquera l'opération du phimosis. Voici comme elle se fait : on prend un bistouri à lame étroite, l'on en garnit la pointe d'un bouton de cire, on l'introduit entre le prépuce et le gland ; alors, tournant le tranchant en haut, on perce la base du prépuce, et en amenant l'instrument à soi, on obtient le débridement nécessaire au succès de la guérison ; ensuite, l'on panse avec la charpie couverte de cérat.

Nous recommandons d'observer un régime doux et rafraîchissant, d'éviter la fatigue et les longues courses tant que durera l'inflammation ; sitôt qu'elle aura cessé, l'on recommencera le traitement anti-syphilitique que l'on avait suspendu.

TRAITEMENT

Du Phimosis indolent.

La guérison de ce phimosis ne demande point la suspension d'un traitement anti-syphilitique ni changement de régime : si, au bout de huit à dix jours, la résolution ne s'opère pas d'elle-même, il faudra l'aider par des bains de la partie dans de l'eau de chaux, l'eau astringente (n° 4), ou l'eau de Goulard; à défaut de temps pour prendre ces bains, des applications de compresses trempées dans ces mêmes eaux. Si le prépuce reste dur et engorgé, il faut, tous les soirs, y faire une friction avec de la pommade mercurielle double, et le matin, bassiner le prépuce avec une compresse de linge fin ou de charpie trempée dans du vinaigre, dans lequel on aura fait fondre une once de sel ammoniaque par chopine.

DU PARAPHIMOSIS.

Le paraphimosis est absolument l'opposé du phimosis. Il a lieu lorsque le prépuce est retiré derrière la couronne du gland, la serre fortement, de telle manière qu'il ne peut être ramené sur son sommet.

Cet état est plus grave que le phimosis, parce que l'étranglement qu'il détermine intercepte toujours la circulation dans une grande partie de la verge. Aussi doit-on faire tout ce qu'il est possible pour en obtenir la réduction.

Comme dans le phimosis, nous en distinguerons deux espèces : 1° le *paraphimosis inflammatoire*, dû à la présence des chancres, il est rouge, gonflé, très-douloureux ; 2° le *paraphimosis indolent* est pâle, cristallin, sans douleur comme sans chancre.

TRAITEMENT

Du Paraphimosis inflammatoire.

Si l'inflammation n'est point très-vive, on essaiera de ramener le prépuce sur le gland. Pour cela, on placera les doigts indicateur et médius de chaque main derrière le bourrelet formé par le prépuce, de telle sorte que les premiers soient croisés en dessus et les derniers en dessous du corps de la verge, et l'on fera effort pour l'amener à soi, tandis qu'on poussera le gland en sens contraire avec les deux pouces. Ces tentatives doivent être faites par une personne exercée et avec beaucoup de patience, surtout si les parties sont douloureuses. Il importe de s'arrêter au point au-delà duquel on pourrait craindre d'augmenter les accidens inflammatoires. Que l'on ait réussi ou non, il faut suivre le même traitement que dans le phimosis, tels que les bains, les cataplasmes, les sangsues, les boissons rafraîchissantes, la suspension d'un traitement mercuriel, le régime, etc. Si malgré tous ces moyens l'inflammation augmentait, il faudrait, sans tarder davantage, réclamer les secours de la chirurgie pour en opérer le débridement, afin d'éviter la gangrène. Ensuite, l'on pansera avec du cérat. Aussitôt que l'inflammation sera passée, le malade reprendra son traitement anti-syphilitique.

TRAITEMENT
Du Paraphimosis indolent.

Le paraphimosis indolent est d'ordinaire extrêmement long à se résoudre. Comme il n'est point douloureux, on pourra malaxer et comprimer la tumeur en tout sens, pour donner le moyen de ramener le prépuce sur le gland, et dans l'intervalle faire les mêmes applications que dans le phimosis indolent. L'on pourra encore faire quelques mouchetures qui favoriseront singulièrement le débridement de la tumeur; mais cette opération demande l'art du chirurgien.

Les fumigations (n° 7) ont réussi dans les cas de phimosis et paraphimosis rebels.

OBSERVATION.—Le paraphimosis n'est pas toujours causé par la présence des chancres; nous l'avons remarqué chez des sujets affectés d'une simple gonorrhée.

CHANCRES CONSÉCUTIFS.

Si le malade n'a pas suivi exactement un traitement anti-syphilitique rationel; si, au lieu d'avoir laissé aux médicamens internes le temps d'opérer la guérison des chancres, on a cautérisé ou employé les moyens externes qui amènent une prompte cicatrisation; s'il y a eu des écarts dans le régime ou dans le traitement; si l'on a supprimé des écoulemens vénériens avec les prétendus spécifiques qui guérissent en peu de jours; si enfin on s'est contenté d'appliquer des emplâtres fondans sur des bubons, on a refoulé le virus dans l'intérieur, il y est devenu stationaire pendant un certain temps, mais il décèle tôt ou tard sa présence par des symptômes et des chancres consécutifs effrayans, qui exigent un traitement énergique et un régime sévère.

DES CHANCRES CONSÉCUTIFS

DE LA GORGE ET DE LA BOUCHE.

Avant l'apparition de ces chancres, on éprouve pendant quelques jours un sentiment de gêne dans l'arrière-bouche. Insensiblement la douleur augmente, et la visite laisse voir des ulcères qui rongent les amygdales, les piliers, le voile, la voûte du palais, et la paroi postérieure du pharynx. Lorsque, par leurs progrès, ils arrivent aux os, ils les carient et en occasionnent une perte plus ou moins considérable entre les fosses nasales et la bouche. Il s'ensuit une indisposition qui laisse passer les alimens dans le nez, et altère singulièrement la voix. Le temps opère quelquefois l'obturation de ces ouvertures, lorsque l'exfoliation n'a pas été complète, mais le plus souvent on est obligé d'avoir recours à un palais artificiel en argent, en platine ou en or.

La couleur de ces chancres est d'un gris sale, avec une circonférence rougeâtre; les bords en sont toujours engorgés. Il y en a d'indolens, c'est-à-dire qui ne font aucuns progrès, tandis que d'autres, plus inflammatoires, désorganisent une grande partie du palais et finissent par carier les os. La présence du médecin est très-urgente dans ce dernier cas.

DES CHANCRES

DU NEZ ET DES FOSSES NASALES.

Les chancres du nez sont presque toujours les signes d'une infection ancienne; cependant on a des exemples qu'ils peuvent être primitifs par l'application immédiate du virus sur cette partie, au moyen du doigt ou tout autre corps chargé du pus syphilitique. Ils se placent aux ailes, aux lobes et au bord libre de la cloison. Nous les distinguerons aussi en chancres indolens, et en chancres rongeans, très-douloureux, s'étendant rapidement du dedans au dehors, et détruisant la muqueuse qui tapisse les fosses nasales. Ils carient les os, et finissent par percer au-dehors, si un traitement méthodique ne vient en arrêter les progrès.

Nous remarquerons que les chancres de l'intérieur du nez rendent une si faible quantité d'humeur séreuse et inodore, qu'il est impossible de s'en apercevoir en se mouchant; mais, à mesure qu'ils vieillissent, ils rendent un pus sanieux, noirâtre, très-fétide, entraînant des portions d'os exfoliés. Il en résulte une difformité causée par la perte des os cariés, qui ne peut être cachée que par un nez postiche.

TRAITEMENT.

Si les chancres de la bouche sont douloureux et enflammés, on se gargarisera, le plus souvent possible, avec du lait tiède ou de la décoction de racine de guimauve ou de graine de lin, dans laquelle on mettra, par chopine, une cuillerée de miel et vingt gouttes de laudanum. Si les chancres de la bouche sont indolens, on ajoutera dans le même gargarisme six cuillerées de liqueur de Wanswieten (n° 11), ou demi-once de chlorure de sodium.

Pour les chancres du nez et des fosses nasales, s'ils sont inflammatoires, on injectera le plus souvent possible, au moyen d'une seringue, de la décoction de racine de guimauve ou de graine de lin, avec trente gouttes de laudanum seulement par verre. S'ils sont indolens, on y ajoutera trois cuillerées à bouche de liqueur de Vanswieten (n° 11), ou deux gros de chlorure de sodium. Cependant nous voyons, mais rarement, ces ulcères ronger et détruire avec une rapidité qui fait craindre pour les organes essentiels à la vie. Il faut aussitôt en arrêter les progrès, en dirigeant sur le mal même, deux fois par jour, les fumigations prescrites au (n° 7) du formulaire. Le malade commencera en même temps le traitement anti-syphilitique composé du rob végétal sudorifique et des pilules anti-syphilitiques. Un régime sévère et des bains sont recommandés.

CHANCRES CONSÉCUTIFS

DE L'INTÉRIEUR DU RECTUM.

Les chancres de l'intérieur du rectum, fruit d'un commerce honteux, sont d'autant plus dangereux, qu'ils sont plus profondément situés. Ces circonstances, qui peuvent en laisser ignorer l'existence, leur donnent le temps de faire des progrès vers les organes voisins, tels que la vessie, le vagin, et causent des inconvéniens très-graves.

Chez la femme, ces chancres, négligés ou ignorés pendant un certain temps, peuvent établir un trajet fistuleux entre le rectum et le vagin. Il en résulte une incommodité très-dégoûtante : c'est le passage continuel des excrémens dans ce dernier conduit, maladie incurable, dont on ne peut se garantir qu'en tamponnant le vagin.

CHANCRES CONSÉCUTIFS

DU VAGIN.

Les chancres consécutifs du vagin, selon leur position, peuvent produire aussi ce désagrément, en perforant le même conduit. Les mêmes ulcères peuvent encore percer jusqu'au canal de l'urètre; infirmité aussi grave que la précédente, puisqu'il en résulte un écoulement continuel des urines par le vagin, qui offre aussi peu d'espoir de guérison, et qui oblige la malade à se tamponner très-souvent avec une éponge, afin d'éviter la malpropreté de cette indisposition.

TRAITEMENT.

Le malade se mettra à l'usage du rob végétal sudorifique et des pilules antisyphilitiques; avec une seringue, on fera des injections émollientes, cinq à six fois par jour, avec la décoction de racine de guimauve ou de graine de lin, à laquelle on ajoutera un demi-gros de laudanum par pinte, si les chancres sont enflammés; mais, s'ils sont indolens, on ajoutera dans la même décoction trois cuillerées à bouche de liqueur de Vanswieten ou deux gros de chlorure de sodium. Après la lotion ou l'injection, on introduit des mèches imbibées de cérat sur l'ulcère.

Cette maladie est assez grave pour mériter les soins d'un médecin instruit.

DES RHAGADES.

On nomme ainsi de petits ulcères longs et étroits, ressemblant à des gerçures, qui ont leur siége dans les replis de l'anus, à la face externe des grandes lèvres, entre les doigts, à la paume des mains, à la plante des pieds, entre les orteils, et sur les bourses.

Nous en distinguerons de deux sortes: 1° les rhagades peu douloureuses, peu profondes, rendant un pus blanc et épais. Dans cet état, elles se guérissent facilement; mais, si elles sont profondes, douloureuses, avec les bords durs et renversés, exudant une sérosité âcre, sanguinolente, avec cela gênant le malade au point de l'empêcher de marcher, s'asseoir ou monter à cheval, et même rendre ses excrémens sans éprouver de vives souffrances, la maladie est plus grave, et la guérison beaucoup plus longue et plus difficile à obtenir.

TRAITEMENT.

Nous conseillons au malade le traitement par les pilules anti-syphilitiques et la poudre rafraîchissante, si la date de l'infection n'est pas ancienne; dans le cas contraire, le traitement par le rob végétal sudorifique et les pilules anti-syphilitiques majeures méritera la préférence. Les bains entiers répétés le plus souvent possible; les bains locaux avec la décoction de racine de guimauve, plusieurs fois par jour, et la plus grande propreté, sont spécialement recommandés sur la fin du traitement.

Si les rhagades tardaient trop à se cicatriser, on les pansera avec de la charpie couverte de pommade mercurielle, mêlée à son poids égal de cérat; on aura même soin d'en introduire une mèche dans l'anus, afin de s'opposer au trop grand rétrécissement, lors de la cicatrisation des ulcères.

Il arrive quelquefois que cette pommade exaspère les rhagades et les rend douloureuses; dans ce cas, il faut insister sur les bains, et changer le cérat mercuriel pour le cérat simple, avec addition de douze gouttes de laudanum par gros.

Observation. Nous voyons encore les

ulcérations consécutives rester stationnaires], pendant et même après le traitement anti-vénérien ; dans ce cas, il faut les ranimer en les touchant tous les deux jours, soit avec la pierre infernale ou le sulfate de cuivre. Ce moyen peut aussi être employé avec succès, dans le commencement du traitement, contre certains chancres rongeans des lèvres, du visage, de la bouche et du nez ; il faut ensuite se rincer la bouche avec de l'eau et appliquer sur les autres de la charpie imbibée de cérat. Il est essentiel, dans ce dernier cas, de suivre son traitement avec assiduité, car la moindre négligence entraînerait la récidive.

CHAPITRE IV.

Des Bubons primitifs.—Leur traitement.—Bubons consécutifs.—Leur traitement.—Observations sur les Bubons sous-aponévrotiques.

DES BUBONS,

VULGAIREMENT POULAINS.

Le bubon est une tumeur plus ou moins considérable, formée par l'engorgement des glandes lymphatiques, et quelquefois du tissu cellulaire des aines, si l'infection est communiquée par le coït ; des aisselles et du cou, au-dessous de la mâchoire inférieure, si la maladie est le résultat de baisers sur la bouche ou les seins. Rarement les bubons primitifs paraissent seuls, ils sont presque toujours précédés par les chancres, la blennorrhagie et les autres affections locales inflammatoires dont nous avons parlé. Nous remarquerons aussi que leur apparition a toujours lieu dans le premier mois de l'infection. Nous en distinguerons deux espèces :

1° Les bubons inflammatoires, qui sont douloureux, avec accompagnement de rougeur à la peau, et qui ont une tendance évidente à la suppuration ;

2° Les bubons indolens, qui sont peu ou point douloureux, sans changement de couleur à la peau; ils suppurent rarement, et sont assez ordinairement les attributs de la syphilis ancienne.

TRAITEMENT

Des Bubons.

Dès l'instant qu'un malade apercevra la naissance d'un bubon, il appliquera dessus un emplâtre de vigo, et commencera ou continuera le traitement anti-syphilitique ; si, au lieu de fondre, le bubon augmente en grosseur, l'inflammation ne tardera pas à se manifester, ce que l'on reconnaîtra aux douleurs et élancemens internes et à la rougeur de la peau. Il faut, dans ce cas, suspendre l'usage de toute préparation mercurielle, prendre des bains entiers, ainsi que du repos, se mettre au régime doux, et boire une pinte ou deux de solution de poudre rafraîchissante ou de tisane par jour. Il appliquera des cataplasmes chauds de farine de graine de lin, qu'il renouvellera souvent. Le but que l'on doit s'imposer est de calmer l'inflammation par tous les moyens possibles, cette méthode ayant l'avantage de faciliter également la résolution et la suppuration, selon que la nature sera disposée, par la suite, à l'une ou à l'autre de ces terminaisons. S'ils prennent la voie de la suppuration, on continue le même traitement jusqu'à ce que la tumeur soit molle et sa couleur violette, au lieu de rouge qu'elle était primitivement. Quelquefois ils percent seuls, alors on les presse légèrement pour en faire sortir le pus; ensuite on introduit dans l'ouverture un trochisque de minium, afin de l'agrandir, point essentiel pour découvrir le fond de l'ulcère et hâter sa guérison. Le plus souvent, il faut avoir recours à la potasse caustique pour ouvrir le bubon et donner issue au pus. Il faut alors s'adresser à un chirurgien, ou un pharmacien instruit, qui préparera l'emplâtre qui doit remplir l'indication.

Le bubon une fois ouvert doit être soigné comme un ulcère ordinaire. Ainsi on le pansera soir et matin avec la charpie seule, où couverte d'une faible couche de digestif simple; et, si la plaie tarde trop à se cicatriser, avec le même digestif, légèrement animé avec l'onguent styrax. Il faut en même temps prendre le traitement par le rob végétal sudorifique et les pilules anti-syphilitiques majeures, et le continuer six semaines, ou même deux mois, selon la difficulté que le bubon aura à se guérir. Si les bubons prennent la voie de la résolution, il faudra se soumettre au traitement anti-syphilitique que je viens d'indiquer sitôt que l'inflammation sera passée. Cependant il arrive quelquefois que les cataplasmes arrêtent l'inflammation, sans déterminer la résolution du bubon, qui, dans ce cas, est indolent. Il convient donc d'appliquer sur la tumeur un emplâtre de vigo, ou bien d'y faire une légère friction le soir, avec demi-gros d'onguent napolitain. On parviendra ainsi à déterminer la résolution, et quelquefois la suppuration, selon la disposition du sujet.

Un cas extrêmement rare, mais cependant dont on a des exemples, c'est de voir les bubons ulcérés attaqués de gangrène quelque temps après leur ouverture spontanée ou artificielle. Elle les agrandit très-rapidement, et détruit une partie des tégumens du ventre et de la cuisse : disposition qu'il faut attribuer à un vice scorbutique préexistant, ou déterminé par un trop long usage du mercure mal administré, ou par les miasmes putrides des hôpitaux et des habitations malsaines.

Il importe, dans cette fâcheuse circonstance, de suspendre l'usage du mercure pour prendre les toniques et anti-septiques, tels que le quinquina, l'éther, le camphre, le vin vieux, les alimens restaurans; l'ulcère sera pansé avec le quinquina et le vinaigre camphré. Il est de la plus grande urgence d'appeler un médecin instruit.

DES BUBONS CONSÉCUTIFS.

Les bubons consécutifs paraissent à des époques éloignées de l'infection. Bien souvent ils sont causés par des symptômes primitifs mal soignés, tels que des blennorrhagies supprimées à leur début, des chancres touchés par des caustiques et cicatrisés sans traitement, enfin par des bubons primitifs que l'on s'est contenté de faire fondre avec des résolutifs seulement. Pour les médicamens externes, il faut suivre exactement ceux que nous avons recommandés pour les bubons primitifs; mais le traitement interne sera composé du rob végétal sudorifique et des pilules anti-syphilitiques majeures et continué pendant six semaines, et même deux mois; il est prudent de ne le cesser que quelque temps après la cicatrisation ou disparition du poulain.

Observation. Nous venons d'indiquer la marche que suivent le plus ordinairement les bubons; cependant nous avons eu lieu de remarquer dans notre établissement que certains bubons se trouvaient placés dans les ganglions profonds de l'aine. Le malade se plaint alors de douleurs vives et lancinantes, avant même qu'il s'en aperçoive par la grosseur ou la rougeur de la peau. La résolution en est difficile et incertaine; cependant il faut la tenter par un repos absolu, la diète, des applications de quatre sangsues réitérées tous les jours, des fomentations émollientes ou des cataplasmes changés souvent, la poudre rafraîchissante (nº 19) à la dose d'une pinte et demie à deux pintes par jour. Si la maladie est primitive, si l'inflammation et les douleurs se dissipent, le malade se mettra à l'usage des pilules majeures et du rob végétal sudorifique pendant un mois au moins; et, s'il reste un engorgement et un sentiment de gêne, on frictionnera la partie malade avec la pommade d'hydriodate iodurée de potasse. Mais si, au lieu de cesser, l'inflammation et les douleurs continuent en augmentant progressivement, pas de doutes que le pus ne soit formé; il faut lui donner issue avant que sa présence n'ait occasionné des désordres souvent très-longs à guérir.

On applique pour cela un emplâtre dans lequel se trouve incrusté un petit morceau de potasse caustique; si, par ce procédé, on n'a pas atteint le foyer purulent, ou si, après l'évacuation d'une certaine quantité de pus, il reste encore les mêmes douleurs; si, en portant les doigts près des bords de la plaie, on sent une fluctuation profonde, c'est qu'il existe un second foyer. Le seul moyen d'en faciliter la sortie est de faire une incision avec le bistouri. Un médecin doit suivre pas à pas, et attentivement, ce genre d'affection qui, pour les malades, peut avoir des suites à redouter.

Les pansemens seront émolliens, le traitement sera suivi avec la plus grande exactitude et le régime sera des plus sévères.

CHAPITRE V.

Des Pustules primitives.—Leur traitement.—Pustules consécutives.—Leur traitement.—Végétations syphilitiques.—Leur traitement.—Exostoses.—Leur traitement.—Dartres vénériennes.—Leur traitement.—Complication de la Syphilis avec les autres maladies.

DES PUSTULES VÉNÉRIENNES

PRIMITIVES.

Les pustules sont des tumeurs larges, plates, arrondies, dont la surface sécrète un liquide séreux d'une odeur particulière, qui peut servir à les faire reconnaître. Elles surviennent ordinairement, chez les femmes, à la face interne et externe des grandes lèvres; au mamelon chez les nourrices qui allaitent des enfans infectés; chez les hommes, sur le gland, la peau qui recouvre la verge, le scrotum, et les environs de l'anus, si le virus a été appliqué sur ces parties. Le temps de leur apparition est indéterminé; il varie depuis les premiers jours qui suivent un coït impur jusqu'au vingtième et même trentième jour. Cette affection est rare, et ne se rencontre le plus souvent que chez les personnes qui négligent les soins de propreté.

TRAITEMENT.

Si les pustules se présentaient accompagnées d'une vive inflammation ou d'autres symptômes inflammatoires, il faudrait se mettre à l'usage des bains, des boissons rafraîchissantes, telles que les tisanes d'orge, de chiendent, etc., la poudre rafraîchissante (n° 19), ainsi que des fomentations de décoction de racine de guimauve, de graine de lin sur la partie affectée. Aussitôt les symptômes inflammatoires disparus, le malade prendra, matin et soir, deux pilules anti-syphilitiques majeures, et boira par dessus un verre de sa solution de poudre rafraîchissante (n° 19), plus, deux autres verres dans le cours de la journée. Si elles tardent trop à disparaître, il se mettra à l'usage du rob végétal sudorifique et les frottera avec une pommade préparée avec une demi-once de cérat et deux gros d'onguent napolitain, ou bien on appliquera des plumaceaux de charpie trempés dans l'eau phagédénique ou l'eau styptique (n° 6). Si elles sont rebelles à ce moyen, ce qui est rare, il faudra les toucher avec la pierre infernale.

Observation. Le plus souvent les pustules primitives s'annoncent sans inflammation; alors on commence le traitement anti-syphilitique aussitôt leur apparition.

DES PUSTULES VÉNÉRIENNES CONSÉCUTIVES.

Les pustules consécutives sont des saillies plus ou moins nombreuses, de différentes grosseurs, qui se développent quelquefois sur les membranes muqueuses, mais plus souvent sur les régions du corps que l'on tient plus habituellement couvertes, telles que le tronc, les bras, les jambes, les parties génitales, et le pourtour de l'anus. Elles sont caractérisées par une couleur brune cuivreuse, qui leur est particulière.

TRAITEMENT.

Les pustules étant constamment le signe d'une infection ancienne, elles demandent un traitement suivi, composé du rob végétal sudorifique et des pilules anti-syphilitiques majeures; ainsi le malade prendra un bain tous les deux jours, si elles sont enflammées, on fera des lotions avec la décoction de racine de guimauve et de têtes de pavots cinq à six fois dans la journée. Ensuite, il les frottera avec la pommade oxigénée, la pommade soufrée, ou le cérat napolitain.

Il reste souvent à la place des pustules une couleur bronze qui persiste pendant quelques années; on parvient à la faire disparaître en appliquant, pendant le dernier mois du traitement, des compresses, matin et soir, de chlorure de sodium affaibli, ou d'un liniment préparé avec l'huile d'amandes douces, une once, acide muriatique oxigéné, un gros.

Nous rappellerons l'important précepte qui doit s'appliquer à tous les cas d'infection ancienne, de continuer le traitement un mois et plus après que les pustules ont disparu.

DES VÉGÉTATIONS SYPHILITIQUES.

Ce sont des excroissances contre nature qui se développent le plus souvent sur les parties génitales et les autres organes recouverts par les membranes muqueuses de l'un et l'autre sexe. Nous les diviserons en deux classes :

1° Les végétations proprement dites, qui sont plus dures que la peau, à laquelle elles tiennent par un pédicule plus ou moins large. Elles s'appellent porreaux quand elles croîssent aux parties génitales, et verrues lorsqu'elles sont sur les mains : les choux-fleurs n'en diffèrent que par leur volume plus considérable. Elles siégent, chez l'homme, sur le gland et le prépuce ; chez la femme, depuis le museau de tanche jusqu'à l'intérieur des grandes lèvres, y compris les nymphes et le clitoris. Quelquefois elles paraissent au périnée et à la région supérieure et intérieure des cuisses, près du pli de l'aine. Quoique les végétations soient les signes constans d'une affection ancienne, il n'est pas sans exemple d'en voir surve[illegible] dans le premier mois de l'infection.

TRAITEMENT

Des Végétations.

Nous recommandons le traitement par le rob végétal sudorifique et les pilules majeures, avec des bains entiers ou simplement de la partie, selon la facilité du malade. Souvent les végétations se dessèchent et tombent sans le secours d'aucuns topiques ; cependant, lorsqu'arrive la fin du traitement sans leur voir subir aucun changement, on tente la résolution par l'application d'un léger plumaceau d'onguent mercuriel, couvert de poudre de sabine et répété tous les jours, ou bien de petits tampons de charpie trempés dans l'eau styptique (n° 6), et l'on réussit très-bien par cette méthode sur les végétations qui conservent une certaine mollesse. Mais, le plus souvent, elles offrent une surface sèche, pour ainsi dire cornée, qui réclame le secours de topiques plus énergiques. Dans ce cas, l'on baignera la partie pendant une heure dans la décoction chaude de racine de guimauve ; si la place ne le permet pas, on appliquera un cataplasme de farine de graine de lin pour en amollir la surface trop dure ; ensuite on les touchera avec un morceau de pierre infernale ou de sulfate de cuivre humecté avec de l'eau ou de la salive, ou bien avec un petit pinceau trempé dans l'eau mercurielle, le beurre d'antimoine. Ce dernier procédé demande une grande attention, afin que le caustique ne porte pas son action sur les parties qui doivent être ménagées. Trop souvent nous avons vu des phimosis et paraphimosis survenir à la suite d'applications mal dirigées de ces caustiques. La précaution à prendre est de laver la partie aussitôt avec de l'eau fraîche pour prévenir tout résultat fâcheux.

La ligature réussit aussi, lorsque ces végétations ont un pédicule grêle et susceptible d'être embrassé par l'anse d'un fil.

Lorsque ces végétations ont un certain volume, il est encore plus expéditif de se servir de l'instrument tranchant. Cette opération demande un chirurgien exercé.

Souvent, à la chute des végétations, succèdent de petites ulcérations, dont on hâte la cicatrisation en les touchant légèrement avec la pierre infernale.

2° Les excroissances proprement dites portent le nom de condylômes, lorsqu'elles sont formées par le gonflement d'un repli tégumenteux de l'ouverture de l'anus, souvent longitudinales et applaties entre les fesses; et celui de crête de coq, lorsqu'elles sont saillantes et sillonnées par des découpures transversales; elles se développent non-seulement aux environs de l'anus, mais aussi aux grandes lèvres, à la verge, entre le gland et le prépuce.

TRAITEMENT
Des Excroissances.

Les excroissances étant moins rebelles que les végétations, on se contentera du traitement par le rob végétal sudorifique et les pilules anti-syphilitiques majeures. Après le premier mois de traitement interne, on en détermi-nera l'affaissement par une légère onction d'onguent mercuriel double sur les condylômes et les crêtes de coqs tous les soirs. Si elles résistent à ce moyen, on aura recours à l'application des caustiques, tels que nous l'avons décrit pour les végétations, ou bien à l'incision.

Observation. Il existe un usage contraire aux règles les plus simples de l'art de guérir, c'est de détruire les végétations et excroissances syphilitiques dès le commencement du traitement mercuriel. Il est bien facile à concevoir que les tumeurs tenant à une cause interne, elles ne peuvent être parfaitement guéries que lorsque le virus dispersé dans l'économie est entièrement détruit; il est donc sage d'attendre la fin du traitement, sans cela, on s'expose à voir repulluler les symptômes de la maladie.

DES DOULEURS OSTÉOCOPES,

OU DES OS.

Toutes les fois que le virus syphilitique

porte son action sur les os, il en résulte des gonflemens et des douleurs plus ou moins considérables, selon l'ancienneté de la maladie et le siége de l'affection.

Les douleurs ostéocopes se distinguent des douleurs rhumatismales, sciatiques, etc., en ce qu'elles sont beaucoup plus vives à la fin du jour, et les trois ou quatre premières heures de la nuit; tandis que les rhumatismales, au lieu d'être augmentées par la chaleur du lit, s'y calment le plus souvent.

Les douleurs ostéocopes se fixent particulièrement sur les os des membres et sur ceux de la poitrine; mais elles sont quelquefois si vives, que les malades se plaignent d'avoir toutes les régions du corps exactement entreprises. Ces douleurs ne sont point toujours fixes, elles sont, au contraire, susceptibles de se déplacer et de se porter sur d'autres organes, assez importans pour causer des palpitations, anxiétés, etc.

Le résultat de l'action du virus syphilitique sur les os se distingue par les noms d'exostoses, de nodus, de tumeurs gommeuses, de caries et de nécroses.

DES EXOSTOSES.

Le gonflement total ou partiel d'un os avec des tumeurs sur la partie affectée s'appelle exostose.

Le crâne, le sternum, les clavicules, les os de l'avant-bras, la mâchoire inférieure, la face interne du tibia, l'extrémité tarséenne du péroné, et en général les os les plus rapprochés de la surface du corps, et exempts de pression musculaire, sont le siége de cette maladie.

Les premières douleurs que l'on ressent, lors de la déclaration des premiers symptômes, viennent du tissu même de l'os affecté ; mais celles qui lui succèdent, lorsque les tumeurs sont formées, sont dues en grande partie à la distension mécanique que le gonflement osseux fait subir aux parties molles environnantes.

TRAITEMENT.

C'est spécialement dans les maladies syphilitiques des os que nous recommandons l'usage du traitement par le rob végétal sudorifique et les pilules antisyphilitiques majeures. Nous insistons sur les bains tous les jours, s'ils ne fatiguent pas le malade, et tous les deux ou trois jours dans le cas contraire ; sur l'application de légères compresses imbibées d'huile d'amandes douces camphrée ou opiacée. Si les douleurs ne se calment point, on les remplacera par des cataplasmes arrosés de laudanum ; en même temps, l'on prendra une cuillerée à café de sirop diacode toutes les quatre heures. Si les exostoses restent indolentes, on fera tous les jours de légères frictions avec la pommade mercurielle, le baume Opodeldoc, ou les fumigations mercurielles répétées tous les jours, comme elles sont prescrites sous le n° 7.

On a observé aussi qu'en posant quelques sangsues sur le point le plus saillant de la tumeur on réussissait très-bien à calmer, lorsque les remèdes intérieurs augmentaient les douleurs, ce qui arrive quelquefois. Si tous ces moyens sont infructueux, on a recours aux vésicatoires et aux ventouses scarifiées, et en dernier ressort, aux purgatifs. Les conseils d'un médecin doivent diriger ce dernier traitement.

Observation. Il arrive assez souvent, dans les cas d'infection ancienne, que les exostoses persistent malgré le traitement le plus suivi; alors il faut les abandonner à elles-mêmes, et cesser l'usage des médicamens lorsqu'on est assuré de l'entière destruction du virus, ce qui exige au moins trois ou quatre mois.

DES NODUS.

Le nodus est une petite douleur qui affecte les mêmes os que les exostoses, et dont l'apparition se fait sentir par une vive douleur; il croît sans altérer la couleur de la peau jusqu'à la grosseur d'une châtaigne ; bientôt il s'enflamme, et finit par s'ouvrir. Mais, plus souvent, les douleurs obligent de faire des incisions, afin de diminuer la tension du périoste, cause de tout le mal.

TRAITEMENT.

Le traitement composé du rob végétal sudorifique et des pilules anti-syphilitiques majeures a été constamment couronné de succès dans ce signe d'infection ; mais on aidera l'action des médicamens internes par des frictions de pommade mercurielle, ou des fumigations de cinabre (n° 7) tous les soirs sur le nodus. S'il est ouvert, on pansera avec des tampons de charpie imbibés de liqueur de Vanswieten, ou d'eau phagédénique, avec ou sans addition d'opium. Quand l'ouverture de la tumeur laisse apercevoir l'os carié, l'application du feu sur l'os altéré en facilite l'exfoliation ; ensuite l'on panse avec la charpie seule, ou couverte de digestif simple, jusqu'à parfaite cicatrisation.

Ce traitement sera dirigé par les conseils d'un médecin.

DES TUMEURS GOMMEUSES.

Espèces d'exostoses plus molles que les précédentes, affectant les mêmes os, mais se fixant plus souvent autour des articulations et sur la tête; leur siége paraît être entre les os et le périoste.

Le traitement par le rob végétal sudorifique et les pilules anti-syphilitiques majeures dissipe assez facilement ce genre d'affection; mais, si les tumeurs résistent, nous conseillons les mêmes moyens décrits pour guérir les exostoses.

DE LA CÉPHALÉE VÉNÉRIENNE.

Un mal de tête opiniâtre est le symptôme assez rare d'une maladie ancienne; elle se manifeste à des époques très-éloignées de l'invasion de la maladie. Elle est causée ou par une exostose qui, en se développant, tiraille le péricrâne et les nerfs répandus sous le cuir chevelu, ou par une irritation portée sur les méninges par le virus syphilitique. On ne peut distinguer cette affection des autres maux de tête que par la régularité de ses exacerbations vers le milieu de la nuit, après le premier sommeil.

TRAITEMENT.

Le rob végétal sudorifique et les pilules anti-syphilitiques majeures pendant trois mois, jusqu'à ce que les douleurs soient calmées ; ensuite le rob seul pendant trois autres mois, en se conformant aux instructions ci-après. L'on pourra appliquer des compresses imbibées d'huile d'amandes douces opiacée sur la douleur.

DARTRES VÉNÉRIENNES.

Les symptômes syphilitiques supprimés à leur début, tels que la cautérisation des chancres et la suppression des écoulemens sans aucun traitement rationel interne, donnent naissance, à des époques très-éloignées de l'infection, à des dartres qui envahissent toute l'économie ou se fixent sur les membres, particulièrement sur les jambes. Elles y exercent leurs ravages en raison de la négligence et de l'intempérance des individus.

TRAITEMENT.

Les malades prendront soir et matin deux pilules anti-syphilitiques majeures et boiront par dessus une dose de rob qui sera progressivement portée à trois cuillerées. La poudre rafraîchissante (n° 19) dans la journée. Si le malade a déjà subi l'action d'une ou plusieurs préparations mercurielles sans succès, il remplacera les pilules anti-syphilitiques par une friction d'hydro-chlorate d'or et de soude sur la langue, tous les soirs seulement avant de prendre le rob. Un régime doux et le vin mêlé à l'eau aux repas; il devra s'abstenir de tout aliment excitant, de café à l'eau et de liqueurs.

La dartre sera pansée selon sa nature, soit avec du baume de Chiron mêlé à un quart de son poids d'onguent napolitain, soit avec des compresses imbibées de liqueur de Vanswieten ou de chlorure de sodium affaibli.

La guérison radicale exige de deux à quatre mois selon la gravité du mal.

Le virus vénérien peut encore causer la surdité, en cariant les osselets de la cavité tympanique; la cécité, en se portant sur les yeux. La phthisie laryngée, qui enlève le sujet avec une rapidité incroyable, se reconnaît, à son début, à la raucité de la voix, à la suppression totale d'un écoulement, etc.

Les vésicatoires à la nuque et aux bras, et sur la région thyroïdienne, des bains de pieds très-chauds, la respiration de vapeurs de décoctions émollientes, etc.

COMPLICATION DE LA SYPHILIS
AVEC LES AUTRES MALADIES.

Après avoir décrit, le plus succinctement qu'il nous a été possible, les symptômes résultant de l'action directe du virus vénérien sur nos organes, il nous importait de donner un aperçu sur la complication de la syphilis avec les autres maladies. Il n'entre point dans le plan de cet ouvrage d'indiquer les moyens d'en obtenir la guérison, les cas étant presque toujours assez graves pour exiger les conseils d'un médecin instruit.

En conséquence, nous observerons que toutes les maladies inflammatoires, telles que la variole, la rougeole, la scarlatine, l'ophtalmie aiguë, les maux de gorge, les catharres pulmonaires, la dyssenterie, la pleurésie, la péripneumonie, les rhumatismes aigus, les accès de goutte, les hémorragies, les vomissemens de sang, les hémorroïdes, l'extinction de voix récente, l'apoplexie, les convulsions, la colique des peintres, l'asthme, le scorbut, la phthisie, le cancer, l'hydropisie, la jaunisse et les plaies avec inflammation, qui se déclarent en même temps que la syphilis, ou surviennent pendant le cours d'un traitement composé de préparations mercurielles et sudorifiques, demandent la suspension de ces médicamens anti-syphilitiques; tandis que les dartres, la teigne, la gale, le rhume de cerveau léger, les rhumatismes anciens, la suspension des règles, l'épilepsie, l'hypocondrie, la mélancolie, l'hydrophobie, les maladies nerveuses, le tétanos, la paralysie, la coqueluche, l'hystérie, les scrophules, le carreau, les vers, les plaies sans inflammation, les ulcères et les fractures, se trouvent très-bien de l'usage d'un traitement mercuriel. Malgré cela, nous engageons les malades à étudier scrupuleusement l'action des médicamens; car il arrive quelquefois qu'ils exaspèrent la maladie au lieu de la guérir. Dans ce cas, il serait prudent de suspendre tous les remèdes anti-syphilitiques pendant quelque temps, pour ensuite les reprendre à des doses plus faibles, que l'on augmenterait graduellement.

CHAPITRE VI.

Considérations générales sur les traitemens.

Nous avons indiqué, au chapitre *Blennorrhagie*, les moyens d'obtenir la guérison de cette affection lorsqu'elle paraît seule. Nous la voyons souvent se compliquer de chancres au bout du prépuce; dans ce cas nous prescrivons les pilules anti-syphilitiques majeures au lieu de pilules dépuratives, la poudre rafraîchissante, les bains de verge dans la décoction tiède de racine de guimauve ou de graine de lin pendant demi-heure;

nous recommandons après d'enduire les chancres avec un peu de cérat légèrement opiacé.

Les chancres ainsi placés sont plus difficiles à guérir à cause de l'urine qui vient les baigner souvent. Ce traitement est suivi jusqu'à l'entière guérison des chancres. Si l'écoulement persiste, avec marques de taches jaunes sur le linge, le malade se mettra à l'usage des pilules blanches (n° 14) seulement trois fois par jour, le matin, dans la journée et le soir, ainsi qu'il suit :

Le 1er et le 2e jour,	Une pilule blanche.
Le 3e et le 4e jour,	Deux pilules blanches.
Le 5e et le 6e jour,	Trois pilules blanches.
Les jours suivans,	Quatre pilules blanches.

et il boira chaque fois un verre de la solution de poudre rafraîchissante. On ne doit prendre de nourriture que deux heures après au moins.

En général, tant que l'on s'aperçoit qu'un médicament procure une amélioration sensible, il ne faut point le changer, mais continuer jusqu'à la guérison entière ; si son action cesse avant la suppression totale de l'écoulement, alors on a recours aux pilules américaines que l'on peut prendre jusqu'à soixante par jour sans inconvénient ; cette dose pour l'ordinaire fait promptement tarir l'écoulement. Nous observons que la sur-excitation donne quelquefois naissance à un épanchement blanc, transparent, plus abondant, filant comme du blanc d'œuf ; il importe de modérer la dose des pilules, de n'en prendre que le matin et le soir, en diminuant le nombre tous les jours ; bientôt tout disparaît et la guérison est assurée.

Mais si, malgré la dose, les pilules ne procurent point la disparition entière de l'écoulement, il faut avoir recours aux injections. Pour obtenir de ce médicament tout l'avantage que l'on a droit d'en attendre, il est essentiel d'attaquer le mal auparavant par tous les moyens qui doivent l'anéantir, c'est-à-dire, dissiper l'inflammation, blanchir et diminuer l'écoulement le plus possible, alors on est sûr du succès et l'on n'a point à redouter les rétrécissemens du canal, cause perpétuelle d'un écoulement permanent et de douleurs intermittentes. Nous conseillons d'abord la liqueur (n° II) comme plus douce; si elle ne réussit pas, nous prescrivons la liqueur (n° I). Un point important, c'est de s'assurer de l'étendue de la verge affectée de blennorrhée, ou, pour nous expliquer plus clairement, de la partie du canal de l'urètre qui suinte l'écoulement: pour cela, on presse la verge à une certaine distance, en ramenant l'écoulement à l'ouverture; on recommence en s'y prenant un peu plus bas jusqu'à ce qu'il ne paraisse plus rien. Il est facile de concevoir que la liqueur que l'on introduit avec la seringue doit au moins parcourir toute la partie malade, et qu'il est inutile aussi de l'envoyer plus loin; alors on place le tampon au lieu indiqué. Mais s'il est impossible de s'assurer du point de départ de l'écoulement, s'il est difficile de faire entrer l'injection en se soumettant à la position indiquée, il reste un moyen plus certain et plus facile : le malade se place sur son lit, incliné en arrière, lève les genoux, les écarte à demi; cette position rend le canal de l'urètre libre de toute pression, et l'injection en parcourt toute l'étendue, ce que l'on reconnaît au froid de la liqueur (c'est toujours la liqueur n° II que l'on doit employer dans ce cas); on est libre d'arrêter au point où on le désire, soit en cessant d'injecter la liqueur, soit par la pression externe. Il n'est pas toujours nécessaire de recommencer six fois dans les vingt-quatre heures, souvent les occupations ne le permettent même pas; mais, pénétré de l'importance de nos observations, le malade s'y conformera autant que possible. Une blennorrhée qui cède difficilement au traitement indiqué précédemment, instruit suffisamment le malade qu'il doit, pendant quelque temps, s'abstenir de tout ce qui peut exciter une affection dont il a eu tant de peine à se débarrasser. Si, à la suite d'excès prématurés, un écoulement reparaissait, il faudrait se remettre à l'usage de la solution de poudre rafraîchissante, et par suite aux pilules américaines ou à l'injection qui aurait procuré la guérison.

Dans le traitement de la blennorrhée nous ne purgeons pas toujours, cela dépend du besoin qu'en a le sujet; mais, dans les écoulemens rebelles, il est urgent de procurer des évacuations durant quelques jours avec des pilules purgatives fondantes quelconques.

Le traitement que nous venons d'indiquer est le même pour la complication de la blennorrhagie avec les autres symptômes, les écoulemens devant toujours être guéris les derniers.

Lorsqu'un malade se verra infecté de symptômes vénériens, ce sera toujours le traitement du plus grave qu'il choisira, ayant égard surtout à l'intensité de l'inflammation qui à elle seule constitue la valeur du mal.

Ainsi, comme tous les symptômes sont inflammatoires à leur début, avec plus ou moins d'intensité, nous prescrivons la poudre rafraîchissante, le régime et le repos; lorsque l'inflammation a cédé, les malades se mettent à l'usage des pilules et suivent la marche de la maladie comme nous l'avons indiqué à chaque chapitre.

Nous avons indiqué la manière de traiter les chancres pour en obtenir la guérison. Une remarque importante, c'est qu'il arrive quelquefois que le malade étant de nature à ne jamais découvrir, un écoulement plus ou moins abondant se manifeste entre le gland et le prépuce, et laisse dans l'incertitude ou d'une blennorrhagie du gland, ou de la présence des chancres; il faut, dans ce cas, prendre des bains tièdes de racine de guimauve ou de graine de lin, et faire des injections avec une petite seringue à canule allongée, le plus souvent possible, entre le gland et le prépuce : si c'est une blennorrhagie du gland, l'écoulement cesse promptement; mais s'il persiste, si les douleurs et l'inflammation augmentent au lieu de diminuer, il n'est plus permis de douter de l'existence des chancres.

Si quinze jours après la disparition de l'inflammation et de traitement par la poudre rafraîchissante et les pilules anti-syphilitiques, les chancres tardaient à se cicatriser, le rob végétal sudorifique est un puissant auxiliaire pour hâter la cicatrisation et la guérison des ulcères; mais un point sur lequel j'insiste, c'est que l'intensité de l'inflammation doit être considérablement diminuée avant d'en commencer l'usage.

Les bains sont très-utiles dans le traitement de la syphilis : ils aident à calmer l'inflammation dans la première période, et à modérer l'action des médicamens, un peu trop active pour certains tempéramens, et qui sans eux ne pourraient supporter la dose nécessaire à la guérison ; aussi toutes les fois qu'un malade sera constipé, se sentira la tête embarrassée, éprouvera une agitation inaccoutumée, les bains sont urgens et permettent de continuer le traitement sans interruption.

Les traitemens de la syphilis ne supportent pas d'interruption dans l'administration des médicamens : on peut les modifier, les diminuer, jamais les cesser entièrement ; c'est de la négligence de ce principe que viennent ces affections rebelles qui font le désespoir des malades et l'incapacité de la médecine.

Si, dans le cours du traitement, il survenait un symptôme accompagné d'une vive inflammation, tel qu'un bubon, la métastase d'un écoulement sur les testicules, les yeux, etc., ou tout autre qui ne dépendrait même pas de la syphilis, il faut suspendre les pilules et le rob, continuer l'usage de la poudre rafraîchissante, et reprendre les médicamens aussitôt que l'inflammation est dissipée. Lorsqu'un malade se met à l'usage du rob végétal sudorifique, il doit commencer par une cuillerée matin et soir, qu'il boit par dessus les pilules ; une heure ou deux après, il prend un verre de sa poudre rafraîchissante. Dans le cours de la journée, entre ses repas, il boit le restant de sa solution de poudre. Toutes les fois que l'on prend son rob, on emplit un peu plus sa cuillère afin de s'habituer petit à petit à l'action de ce médicament ; l'on arrive ainsi progressivement à deux cuillerées matin et soir.

Nous supposons que le malade ne mange pas le soir, ce qui conviendrait très-bien ; dans le cas contraire, il fera un léger repas, et prendra son rob une heure et demie ou deux heures après ; si le temps lui manque, il se dispensera de prendre son verre de solution de poudre rafraîchissante.

Il se présente des malades qui ont subi plusieurs traitemens sans avoir obtenu de guérison ou amélioration sensible, c'est alors que le médecin doit employer toutes les ressources de son art, scruter attentivement les médicamens pris inutilement ou mal administrés, changer et varier les préparations, dût-il employer le traitement par la faim, si c'est la seule et dernière ressource.

Un remède que nous administrons avec succès dans ce dernier cas, ce sont les frictions sur la langue avec l'hydrochlorate d'or et de soude. Voici la manière de l'administrer :

Hydrochlorate d'or et de soude,	1 grain.
Réglisse pulvérisée et séchée,	18 grains.

mélangés exactement et divisés en quinze doses, pour faire, avec chaque dose, une friction de deux minutes sur la langue avec le doigt; le soir seulement, on boit son rob par dessus.

Tous les quinze jours, c'est-à-dire chaque fois que l'on fera préparer la poudre, on augmentera l'hydrochlorate d'or et de soude d'un grain. La dose de la réglisse restera la même. Ainsi :

1re quinzaine,	Hydrochlorate d'or,	1 grain.
2e —	—	2 grains.

3e	quinzaine,	Hydrochlorate d'or,	3 grains.
4e	—	—	4 —
5e	—	—	5 —
6e	—	—	6 —

on soutiendra cette dernière dose, sans augmentation jusqu'à la guérison.

OBSERVATION. — L'hydrochlorate d'or noircit un peu la langue.

La dose du rob, le matin, et la poudre rafraîchissante seront continués comme dans les autres traitemens.

DU RÉGIME.

L'on modérera la quantité de la nourriture, que l'on composera de potages légers, de légumes, de viandes blanches bouillies ou rôties; pour boisson aux repas, la bière légère ou le vin étendu de beaucoup d'eau.

L'on diminuera la quantité du sel dans les alimens; on évitera les salaisons, venaisons, la charcuterie, les ragoûts, sauces piquantes, poisson salé, fromage fort, salade et fruits aigres, le vin pur, le café, les spiritueux et les liqueurs.

Si le traitement a lieu pendant l'hiver,

il faudra porter de la flanelle sur la peau et se vêtir d'habits de drap, afin d'éviter l'influence des variations de l'atmosphère, qui retarderait la guérison en contrariant l'effet des médicamens. Le malade vaquera à ses affaires, mais il évitera la fatigue, les veilles et les femmes.

Il n'est pas facile de désigner le temps que doit durer un traitement; cela dépend de la gravité de la maladie, de la disposition du sujet et de son exactitude à se conformer à nos conseils.

Cependant on peut approximativement porter celui des symptômes primitifs à quarante jours, et les consécutifs jusqu'à trois mois.

OBSERVATIONS

CONCERNANT LA SYPHILIS CHEZ LES FEMMES ENCEINTES.

Une femme infectée de la syphilis peut concevoir; et, déjà enceinte, n'est point à l'abri de cette maladie, quelle que soit l'époque de la gestation. Il importe donc de prévenir l'infection du nouveau né par un traitement qui peut avoir lieu pendant la grossesse, excepté dans le premier mois de la conception et la fin du dernier mois. Dans le premier cas, la crainte d'occasionner une fausse couche demande ce retard, à moins que les progrès de la maladie ne réclament promptement le secours des anti-syphilitiques; dans le second cas, l'accouchement devant mettre une suspension dans le traitement, il est plus sage d'attendre le rétablissement de la malade.

TRAITEMENT.

Si la femme est jeune, forte, d'un tempérament sanguin, elle se disposera par une saignée, et quelques bains d'une demi-heure; le sixième jour elle prendra un léger purgatif, tel que le n° 16 ou 18.

Si, au contraire, elle est d'un tempérament lymphatique, délicate, et même nerveuse, elle se préparera par les toniques, tels que des infusions de camomille, de feuilles d'oranger avec du sucre pendant cinq à six jours; elle ne prendra point de bains, mais, à la place, elle se frottera soir et matin avec de la flanelle sèche; ensuite elle se purgera avec le purgatif (n° 16). On commencera l'usage des pilules anti-syphilitiques majeures (n° 13), par une matin et soir. Après quatre jours, on portera la dose à deux, aussi matin et soir, pendant tout le traitement, concurremment avec la poudre rafraîchissante.

S'il existe des signes extérieurs d'infection aux parties génitales, tels que les chancres, pustules, choux-fleurs (voyez ces mots), on en tentera la guérison avant l'accouchement, soit par les frictions d'onguent mercuriel double, soit par les compresses d'eau phagédénique, par les fumigations mercurielles (n° 7), ou par l'application de la pierre infernale.

Voici les causes qui nécessitent sérieusement la guérison de ces symptômes. La première est le danger auquel sont exposés le chirurgien et la sage-femme d'être infectés par l'action même de l'accouchement ; la seconde, de faire contracter à l'enfant, lors du passage, des symptômes de vérole dont le plus fâcheux est l'ophtalmie syphilitique.

Nous voyons donc que le traitement anti-syphilitique, administré pendant la grossesse, a le premier avantage de guérir la mère et son enfant : on épargne à l'un des dangers inévitables s'il fût né infecté, et l'on arrête chez l'autre les progrès d'une maladie d'autant plus rebelle qu'elle est plus ancienne.

OBSERVATIONS

CONCERNANT LA SYPHILIS CHEZ LES ENFANS.

Les enfans peuvent contracter la syphilis, soit dans le sein de leur mère infectée, soit lors de leur passage avec lenteur sur les ulcères, pustules humides et écoulemens qui affectent les organes génitaux; mais une autre cause fréquente de contagion pour les enfans nés de parens sains, à laquelle il importe de prêter une grande attention, c'est l'allaitement et les baisers par une personne infectée.

Cette maladie se manifeste chez les enfans : 1° par des écoulemens blancs, opaques, puriformes, aux yeux, au vagin, à l'urètre et à l'anus, du quatrième au sixième jour après la naissance. Les lotions avec la décoction tiède de racine de guimauve, répétées le plus souvent possible, et les bains sont recommandés.

2° Par des chancres qui se placent à l'anus, aux parties génitales externes, à la bouche, aux lèvres, à l'ombilic, aux talons, dans les intervalles des doigts des pieds et aux orteils, paraissant du huitième au vingtième jour de leur naissance;

3° Par des bubons qui s'observent plus souvent autour du cou, sous les aisselles, qu'aux régions inguinales, le virus étant absorbé plus ordinairement par les yeux, la bouche, le nez et les oreilles que par les parties génitales. Pour le traitement externe, voyez les articles *Bubons*, *Chancres*, etc.

TRAITEMENT.

Il est urgent, si l'enfant naît infecté, que la mère nourrisse; deux puissans motifs l'y engagent : le premier, c'est qu'en suivant son traitement elle contribue, par son lait, à la guérison de son enfant; le second, c'est qu'elle ne doit pas, par son silence, exposer une nourrice saine aux dangers de l'infection.

La mère se conformera donc aux préceptes ci-devant décrits, seulement elle prendra, les premiers jours, une seule pilule anti-syphilitique majeure le matin, ensuite une autre le soir, qui sera continuée jusqu'à la guérison. La tisane sera l'eau d'orge ou de gruau, le sirop de gomme dans de l'eau. La malade s'en tiendra à cette dose de pilules à cause de son enfant, sur lequel le mercure agit quelquefois assez vivement pour lui donner des tranchées et un dévoiement qui l'épuiserait.

Il ne serait point prudent de s'en tenir au lait de la mère pour s'assurer de la guérison de l'enfant; il faudra lui faire prendre tous les matins quinze gouttes de liqueur de Vanswieten (n° 11), dans une cuillerée de lait chaud, et administrée dans une cuillère de bois. Si la saison est chaude, on pourra lui donner de temps en temps des petits bains. Voyez *Liqueur de Vanswieten* du formulaire.

On peut aussi traiter les enfans par les frictions; dans ce cas, la dose serait de quatre grains pour les nouveaux nés, six grains pour les enfans de deux mois, et quinze grains pour ceux d'un an.

CONCLUSION.

Après avoir indiqué aux malades les symptômes de leur affection, la marche qu'ils suivent et le traitement avec lequel on en obtient la guérison radicale, je dois leur recommander de ne jamais augmenter de leur chef la dose des médicamens. Ils consulteront à cet égard une personne de l'art. Trop souvent, pour se débarrasser promptement de leur maladie, ils se permettent de doubler et même de tripler la dose de leur remède, ce qui est on ne peut plus préjudiciable; ils déterminent une plus vive inflammation, entravent l'ordre progressif de l'amélioration, et occasionnent le ptialisme. Le malade s'aperçoit de son imprudence par un léger gonflement des gencives, avec accompagnement de chaleur et de douleur, lesquelles se décolorent en conservant près de la dent une teinte rougeâtre, la langue se salit, l'haleine devient fétide, et bientôt il se manifeste une abondante sécrétion de salive qu'il est important de toujours cracher; il convient de suspendre l'usage de toutes les préparations mercurielles le plus tôt possible et de continuer la poudre rafraîchissante, les tisanes adoucissantes et le gargarisme détersif (n° 9), jusqu'à la cessation de la salive et le rétablissement des gencives. On reprend alors son traitement, ayant soin d'éviter les préparations où il entre du mercure, les pilules blanches américaines, etc., pour les écoulemens; les frictions d'hydrochlorate d'or et le rob pour les autres symptômes, soit primitifs, soit consécutifs.

Toutes les fois que les malades suivront exactement nos conseils, ils recouvreront leur première santé; mais s'ils s'écartent des voies que nous leur avons tracées, s'ils s'exposent imprudemment au froid et à l'humidité, s'ils ne suivent pas le régime que nous leur avons prescrit, s'ils ne prennent pas sans interruption leurs médicamens, la guérison devient alors difficile, pour ne pas dire impossible; ils devront donc s'accuser loyalement des suites de leur inconséquence.

FORMULAIRE

DES MÉDICAMENS,

POUR GUÉRIR LA SYPHILIS.

Mon intention n'étant point de faire un secret des médicamens que j'ai prescrits dans les divers traitemens de la maladie vénérienne, et voulant en même temps éviter l'embarras d'une complication inutile, je me suis appliqué à rendre ce formulaire le plus simple qu'il m'a été possible. Pour y parvenir, il a fallu me taire sur les préparations qui se trouvent dans les pharmacies, et me rattacher uniquement aux médicamens qui, en assurant le succès que l'on doit attendre de cet ouvrage, demandent de la part du pharmacien chargé de les confectionner une grande attention et une scrupuleuse exactitude.

Désirant aussi éviter aux malades les retards, les courses et les inquiétudes que nécessitent l'emploi de ces remèdes, je les préviens qu'ils sont préparés en grand dans mon laboratoire, ce qui me permet d'y fixer un prix que toutes les classes de la société pourront atteindre; j'y ai réuni les sondes, les bougies, suspensoirs, seringues à injection, charpie, et généralement tous les accessoires qui forment le complément des médicamens administrés contre la syphilis.

(N° 1.) DES BAINS.

Toutes les fois que l'on prescrit un bain sans autre désignation, l'eau doit être relative à la chaleur du corps, cependant plus chaude que froide, à la température de 28 à 32 degrés. Ces bains conviennent dans tous les cas de la syphilis; ils durent une heure, à moins que le malade ne puisse y rester. Les bains de siége sont recommandés dans les affections locales, lorsque le malade n'a pas la facilité de prendre des bains entiers, ou que son état morbide s'y oppose.

Les bains de verge se font dans une décoction de guimauve ou de graine de lin et de têtes de pavot, ou l'infusion (n° 28), *si le malade n'a pas la facilité de les préparer.*

Ces bains ne doivent être que tièdes ; chauds, ils augmentent l'inflammation, et prolongés trop long-temps entraînent l'impuissance. L'on baigne encore la verge dans l'eau froide, l'eau de Goulard, la solution pour injection (nº 10), dans les cas de blennorrhagie du gland, phimosis et paraphimosis indolens, démangeaison et chatouillement du méat urinaire, etc., etc.

(Nº 2.) DES BOUGIES.

Usage. On commencera par oindre légèrement d'huile d'olive une moyenne bougie ou sonde que l'on introduit dans le canal de l'urètre, sans rien forcer, jusqu'à ce que l'obstacle soit franchi, ayant soin de tourner la bougie entre les doigts, afin d'éviter de blesser la partie, ou faire ce qu'on appelle fausse route ; ensuite on l'attache avec un fil double en coton autour du gland, de manière qu'elle ne puisse avancer ni reculer ; on fait en sorte de l'y maintenir quatre à cinq heures, s'il est possible ; on en met une le matin, et une le soir en se couchant. Si le malade a besoin d'uriner, il faut qu'il tâche de ne pas la retirer ; souvent le malade pisse mieux avec la bougie, et il est urgent de porter un suspensoir qui soutienne les bourses.

Les bougies sont employées pour guérir les maladies de l'urètre, telles que difficulté d'uriner, obstacles dans le canal, causés par des rétrécissemens, brides et carnosités, anciennes gonorrhées, incontinence d'urine causée par le relâchement du col de la vessie.

Nous observerons aussi que l'usage oblige de prendre progressivement des bougies plus grosses.

(N° 3.) DES CAUSTIQUES.

Les caustiques sont des médicamens violens, qui désorganisent et détruisent la texture des organes avec lesquels on les met en contact, et les privent de la vie. Ceux que nous avons prescrits sont la potasse caustique pour ouvrir les bubons; le beurre d'antimoine sur les choux-fleurs ou végétations qui résistent au traitement anti-syphilitique; la pierre infernale, le sulfate de cuivre sur les chancres indolens et végétations peu volumineuses. Il faut les mouiller légèrement avant de les appliquer. En général, la prudence sur l'emploi de ces remèdes est recommandée.

(N° 4.) EAU ASTRINGENTE.

Sulfate d'alumine pur....... 3 gros.
Eau distillée de rose......... 1 livre.

Usage. Pour résoudre le phimosis et le paraphimosis indolens. Voyez ces mots.

(N° 5.) EAU ou SOLUTION MERCURIELLE OPIACÉE.

Deuto-chlorure de Mercure. . 3 grains.
Eau distillée................ 8 onces.
Laudanum de Sydenham..... 2 gros.

Usage. Cette préparation, adoptée dans les hôpitaux, s'emploie avec succès sur les chancres indolens qui persistent après le traitement général; on imbibe un petit tampon de charpie, que l'on renouvelle matin et soir.

(N° 6.) EAU STIPTIQUE.

Sulfate de cuivre pur......... 1 gros.
Eau distillée de rose.......... 8 onces.

Usage. On en imbibe un petit tampon de

charpie, que l'on applique soir et matin sur les chancres indolens, les pustules humides sans inflammation.

(N° 7.) FUMIGATIONS.

Les fumigations, sous le rapport du traitement général, ont été totalement abandonnées, mais on en retire un grand avantage dans les cas d'ulcères rongeans de la gorge, de la bouche et du nez, etc. Voici la manière de les faire : on a un brasier ardent, on y répand lentement, et d'une manière uniforme, afin que l'inflammation ait lieu en même temps, dix-huit grains de cinabre ou de mercure doux; on recouvre aussitôt le brasier d'une espèce de cornet ou entonnoir, soit en carton, en fer-blanc ou en verre, lequel sert à diriger les vapeurs mercurielles sur l'ulcère. On observera de porter graduellement la dose jusqu'à demi-gros, qui sera répétée matin et soir, selon l'exigence des cas.

(N° 8.) GARGARISME ADOUCISSANT.

Racine sèche de guimauve.... 2 gros.

Eau, suffisante quantité pour une chopine de décoction. Ajoutez :

Miel blanc.................... 2 onces.

Faites écumer, et passez à travers un linge. Étant refroidi, ajoutez :

Laudanum de Sydenham.. 20 à 30 gouttes.

USAGE. Contre les chancres inflammatoires de la bouche.

(N° 9.) GARGARISME DÉTERSIF.

Eau distillée de rose......... 4 onces.
— de quintefeuille. 4 onces.
Borate de soude............. 2 gros.
Sirop de mûres............. 2 onces.

USAGE. Employé avec succès, six à huit fois par jour, dans les inflammations de la gorge; on en avale une cuillerée chaque fois, et pour les aphtes dans la bouche, il faut le garder long-temps et le rejeter ensuite.

(N° 10.) LIQUEUR POUR INJECTIONS.

N° 1.

Sulfate de zinc............. 1 gros.
Eau de rose................ 6 onces.
Eau de plantain............ 10 onces.
Laudanum liquide......... 2 gros.

AUTRE LIQUEUR.

N° II.

Chlorure de soude.......... 4 gros.
Eau distillée................ 8 onces.
Extrait Thébaïque.......... 12 grains.

USAGE. Les premières injections seront faites avec ces liqueurs, mêlées à un quart d'eau pure, ensuite, petit à petit, on diminuera l'eau jusqu'à employer cette liqueur telle qu'elle est prescrite.

OBSERVATION. L'injection est un médicament liquide que l'on introduit dans le canal de l'urètre par le moyen d'une seringue d'étain ou d'ivoire, à canule courte et arrondie; il faut aussi avoir soin que le piston joue avec une certaine facilité. Voici comme l'on opère: on commence par lâcher ses urines, puis l'on s'assied sur le bord d'une chaise, de manière qu'un des pieds se trouve directement sous le périnée. L'on pose un petit tampon de linge, et l'on se place dessus. Cette précaution est utile pour empêcher l'injection d'aller trop avant; ensuite on prend la seringue remplie de la liqueur par le milieu, avec le pouce et le doigt médius de la main droite, tandis que l'on place le doigt indicateur sur le piston; tout étant ainsi disposé, on maintient la verge avec le doigt auriculaire et le médius de la main gauche, et l'on presse le gland sur la canule avec le pouce et l'index de la même main. Alors, on fait agir l'instrument avec lenteur, jusqu'à ce que la liqueur refuse d'entrer; on la garde une demi-minute, puis on la rejette. On recommence ainsi tant qu'il en reste dans la seringue. Cette opération pourra se répéter jusqu'à six fois dans les vingt-quatre heures; l'écoulement arrêté, on continuera en diminuant graduellement la dose. Telle est la méthode adoptée pour obtenir quelques succès des injections; mais, trop souvent l'écoulement reparaît aussitôt que l'on a cessé le médicament, ce qui oblige de recommencer. Pour éviter ce désagrément, nous engageons à faire usage en même temps de pilules américaines.

Les femmes emploieront aussi la même liqueur trois fois dans le cours de la journée, mais elles auront soin de se laver auparavant avec de l'eau ordinaire, et de suspendre à l'époque de leurs règles.

Elles continueront par faire des lotions

avec un petit linge fin, pendant cinq minutes chaque fois. Si, au bout de huit jours, l'écoulement ne tarissait pas, elles se serviraient d'une seringue à matrice, dont l'extrémité de la canule est garnie d'une olive percée de petits trous; on introduira deux pouces de la canule seulement dans le vagin, et l'on poussera très-doucement le piston. Quatre onces de liqueur devront suffire pour chacune de ces injections.

Les pilules américaines seconderont très-bien l'effet des lotions et injections.

(N° 11.) LIQUEUR DE VANSWIETEN.

Sublimé corrosif............ 16 grains.
Eau distillée................ 2 livres.

Usage. Les doses sont de quinze gouttes par jour pour un nouveau né, vingt gouttes pour un enfant de deux mois, trente gouttes pour six mois, et quarante gouttes pour un an, administrées le matin seulement; puis d'une cuillerée à café pour l'âge de huit à douze ans, et d'une cuillerée à bouche ordinaire pour les grandes personnes, également le matin et le soir, toujours mêlée à une tasse de lait ou à un verre d'eau sucrée, avec le sirop de gomme fidèlement préparé.

La dose que nous prescrivons étant celle qui doit être continuée pour le traitement, il est nécessaire de commencer par une dose beaucoup plus petite afin d'y habituer insensiblement le malade.

Pour doser la liqueur de Vanswieten, on doit éviter de se servir de cuillère de métal, qui décomposerait le médicament; il faut mesurer une cuillerée d'eau dans un petit verre à liqueur, et sa hauteur sera marquée avec une bande de papier que l'on collera.

La quantité de liqueur pour le traitement d'un adulte est de deux livres pour une syphilis récente, tandis que pour une maladie vénérienne ancienne, il est nécessaire de la porter quelquefois jusqu'à six livres.

Toutes les fois que le malade pourra prendre des pilules anti-syphilitiques, nous les lui recommandons de préférence à la liqueur de Vanswieten : 1° parce que l'impression sur l'estomac est nulle; 2° parce que la dose étant toujours la même, l'on apprécie beaucoup mieux la totalité du mercure qui doit faire le traitement.

(N° 12.) PILULES AMÉRICAINES.

Baume de Copahu préparé à la
Magnésie calcinée. .... 5 gros.
Poudre d'écorce de krameria
ixina. .... 2 gros.
Bol d'Arménie. .... 1 gros.

Mêlez, pour 144 pilules.

USAGE. Les pilules américaines sont uniquement employées pour guérir de la blennorrhée. On en commencera l'usage par six le matin à jeun, six deux heures avant de manger, et six le soir en se couchant; le lendemain douze le matin, douze dans la journée, douze le soir; le surlendemain vingt le matin, vingt à midi et vingt le soir; boire chaque fois un verre de solution de poudre rafraîchissante : l'écoulement cède promptement à cette dernière dose. Aussitôt qu'il est disparu, on continue les pilules américaines, mais en diminuant progressivement la dose tous les jours.

Ce médicament réussit très-bien, sans avoir la saveur ni l'odeur désagréable du baume de Copahu. La dernière dose que nous avons indiquée peut encore être augmentée sans aucun inconvénient.

Un bon choix d'alimens nourrissans, l'abstinence de café et la sobriété sont recommandés ; on reprendra l'usage du vin mêlé à l'eau, aux repas.

(N° 13.) PILULES ANTI-SYPHILITIQUES MAJEURES.

Deuto-chlorure de mercure.... 16 grains.
Alcohol absolu.................. 60 gouttes.

Faites dissoudre à l'aide de la chaleur, versez aussitôt sur

Poudre de racine d'althea..... 1 gros.

Mêlez, et étendez sur une feuille de papier, pour faire évaporer tout l'alcohol, ensuite triturez et tamisez la poudre. Ajoutez :

Extrait soluble d'écorce de gayac 1 gros.
Extrait de pavots................ 1 gros.
Gayacine......................... 1 gros.
Miel............................. Q. S.

pour faire une masse qui sera divisée en 128 pilules.

Ces pilules ainsi préparées n'éprouvent point de décomposition par le temps; elles remplacent avec avantage la liqueur de Vanswieten, dont l'estomac ne peut pas toujours supporter l'action.

Usage. L'on commencera par en prendre une matin et soir ; au bout de quelques jours on portera la dose à deux le matin et autant le soir, laquelle sera continuée pendant tout le traitement.

Il faudra boire chaque fois un verre de solution de poudre rafraîchissante, ou de rob végétal sudorifique, selon l'ancienneté de la maladie.

Observation. Nous recommandons une boîte de pilules anti-syphilitiques pour les symptômes primitifs, mais les affections anciennes en demandent quelquefois jusqu'à trois.

(N° 14). PILULES DÉPURATIVES GRISES.

Mercure distillé* très-pur.....	1 gros.
Miel de Narbonne	2 gros.

---

* Le mercure est le véritable remède de la maladie vénérienne; les succès qu'en obtiennent tous les jours nos plus célèbres praticiens, donnent un démenti formel aux charlatans qui, pour vanter leur prétendu spécifique, jettent de la défaveur sur ce précieux métal. Si le mercure a opéré quelquefois des effets qui lui ont valu des détracteurs, c'est au défaut de soins des malades, c'est à la mauvaise administration de ce médicament qu'il faut l'attribuer; en se conformant exactement aux règles que nous avons prescrites, jamais cette substance ne produira une action délétère sur nos organes.

Triturez pendant deux heures sans discontinuer; ajoutez :

Racine d'althea pulvérisée...... 1 gros.
Savon médicinal .... ½ once.

Faites, selon l'art, une masse qui sera divisée en 144 pilules.

PILULES BLANCHES.

Savon médicinal............... 3 gros.
Baume Canada.................. 1 gros.

Faites des pilules de 4 grains.

Les pilules dépuratives grises et blanches sont ensemble le plus agréable et le plus sûr de tous les remèdes connus et employés jusqu'alors pour opérer la guérison radicale des *écoulemens gonorrhéiques récens*, *anciens et rebelles* chez les deux sexes.

Lorsque les douleurs qui se manifestent au début de la maladie ont cédé à l'usage de la POUDRE RAFRAÎCHISSANTE, il faut prendre les pilules grises et blanches comme il est marqué; savoir :

Soir et matin.	*Dans la journée.*
1er et 2e jour, une pilule grise.	Une pilule blanche.
3e et 4e jour, deux pilules grises.	Deux pilules blanches.
5e et 6e jour, trois pilules grises.	Trois pilules blanches.
Jours suivans, quatre pilules grises.	Quatre pilules blanches.

Boire chaque fois un verre de la solution de poudre rafraîchissante. On ne doit prendre de nourriture que deux heures après au moins.

La sobriété et le choix d'alimens sains, de l'eau rougie ou de la bière coupée aux repas, sans café ni liqueurs, feront la base du régime.

La médication des pilules s'observe, 1° sur l'abondance de l'écoulement qui diminue sensiblement; 2° sur la couleur, qui du vert passe au jaune, puis au blanc; 3° sur la consistance, qui devient plus liée et plus visqueuse; enfin la maladie disparaît avec plus ou moins de promptitude, selon la disposition du sujet et l'exactitude à suivre le régime prescrit.

(N° 15.) POTION BALSAMIQUE

POUR TERMINER LA CONORRHÉE.

Baume de Copahu............. 2 onces.
Alcohol nitrique............... ½ once.

Agitez bien dans la bouteille pendant quelques minutes, ajoutez :

Sirop de gomme............... 2 onces.
Eau de cannelle orgée.......... 1 once.

Agitez de nouveau, puis ajoutez :

Eau de menthe poivrée........ 6 onces.
Teinture de krameria ixina.... 4 gros.

Mêlez.

Usage. A prendre une cuillerée le matin et autant le soir; ne pas souper. Le lendemain, une cuillerée le matin, à midi et le soir; continuer jusqu'à la guérison.

Cette potion est destinée à ceux qui ne peuvent prendre les pilules américaines.

(N° 16). POTION PURGATIVE DOUCE.

Séné palthe mondé .... 2 gros.
Phosphate de soude........... 3 gros.
Sirop de rose pâle. .... 1 once.

Faites selon l'art.

Usage. A prendre le matin à jeun, en une seule fois; on fera tiédir en hiver. Chaque fois que le malade aura une selle, il prendra une tasse de bouillon aux herbes tiède, ou de bouillon gras mêlé avec deux fois autant d'eau.

(N° 17.) POTION PURGATIVE FORTE.

Séné mondé................ ½ once.
Racine de Mexique concassée... 1 gros.
Manne en sorte............... 2 onces.
Sel de Glauber............... 2 gros.

Faites selon l'art.

Usage. A prendre le matin à jeun en une seule fois, comme la précédente.

(N° 18.) EAU PURGATIVE FONDANTE.

Sulfate de soude............. 1 once.
Tartrite antimonié de potasse... 1 grain.
Eau distillée.................. 1 pinte.

Faites selon l'art.

Usage. Il faut en prendre un verre tous les quarts-d'heure, et toutes les demi-heures si la personne est facile à purger. Cette eau est destinée à remplacer les potions purgatives (nos 16 et 17), si ces dernières répugnent.

(N° 19.) POUDRE RAFRAICHISSANTE.

Sucre de lait pulvérisé.......... 8 gros.
Gomme arabique pulv........ 4 gros.
Nitrate de potasse fondu et pulv. 2 gros.
Sucre en poudre............... 2 onces.
Extrait de capsules non mûres de pavots indigènes pulv.*...... 15 grains.

Mêlez, et divisez en huit doses.

---

* Je dois observer que l'extrait de capsules de pavots indigènes n'étant point usité en pharmacie, il est à craindre que l'on se permette de le remplacer par l'opium, dont les propriétés sthéniques et échauffantes s'opposent à cette substitution.

Usage. On fera fondre un paquet de poudre rafraîchissante dans une bouteille d'eau, que l'on boira par verre dans la journée ; elle constitue ainsi une boisson adoucissante et rafraîchissante, qui pousse aux urines, calme l'inflammation, et dissipe promptement les douleurs. La facilité avec laquelle on peut suivre son traitement, soit en course ou en voyage, lui méritera la préférence sur les tisanes, qui ne possèdent d'ailleurs les mêmes propriétés qu'à un degré bien inférieur.

Nous la conseillons aussi dans tous les cas de syphilis récente et de syphilis ancienne, soit pour modérer, soit pour aider l'action des médicamens.

(N° 20.) POUDRE AMÉRICAINE.

Cubebes pulvérisés .... 2 onces.
Écorce de racine de Krameria ixina pulvérisée. .... 3 gros.

Mêlez, et divisez en huit doses qui seront enveloppées dans une feuille d'étain pour conserver la poudre avec toutes ses propriétés.

Usage. La dose est d'un paquet matin et soir le premier jour, et de trois paquets, savoir : le matin, à midi et le soir, les jours suivans, jusqu'à la disparition de l'écoulement, qui ne tarde pas à arriver. Chaque dose sera ou délayée dans un verre d'eau, ou enveloppée dans un pain azyme humecté; on boira un verre de solution de poudre rafraîchissante par dessus. L'écoulement terminé, le malade en continue l'usage pendant quelques jours, un paquet le matin à jeun seulement, afin d'assurer la guérison.

(N° 21.) ROB VÉGÉTAL SUDORIFIQUE.

Gayac concassé...............	60 livres.
Salsepareille de Portugal....	30 livres.
Racine d'astragalus exscapus.	15 livres.
Suc de roses pâles..........	6 livres.
Rob de sureau...............	2 livres.
Sucre brut..................	100 livres.
Eau pure....................	Q. S.

Faites votre sirop à l'autoclave, * selon l'art.

On pourra l'aromatiser avec quelques essences appropriées.

Comme nous l'avons vu dans le cours de cet ouvrage, le Rob est le vrai spécifique des affections anciennes et rebelles ou négligées.

* L'autoclave est un ustensile précieux pour cette préparation; la quantité des principes médicamenteux qu'on obtient par son moyen est d'un tiers en sus des autres procédés, ce qui nous engage à le recommander pour la confection du rob.

L'expérience a prouvé qu'il possède au plus haut degré la propriété de détruire le germe de la *Maladie vénérienne*, de hâter la cicatrisation des ulcères, de fondre les engorgemens et les exostoses, de dessécher les excroissances, effacer les taches à la peau et tarir les écoulemens. Il doit être exclusivement adopté toutes les fois qu'un malade ayant eu des symptômes de syphilis mal soignés et disparus, craindra une maladie vénérienne constitutionnelle stationnaire. Il est encore recommandé à ceux qui, voulant se marier, ne sont pas sûrs d'eux-mêmes, et redouteraient les conséquences que nous avons décrites à l'article *Syphilis*. La dose est d'une à deux cuillerées matin et soir, pris pur, soit seul, soit avec *les Pilules majeures*.

On aura la précaution d'en commencer l'usage par une demi-cuillerée que l'on augmentera chaque fois, afin d'habituer l'estomac à l'action de ce précieux médicament.

Il fortifie l'estomac, augmente l'appétit, donne des forces et rétablit promptement la santé.

Éviter, autant que possible, le froid, l'humidité et les alimens échauffans.

Nota. Le Rob ne pouvant être préparé qu'à

l'époque des roses, et la racine d'astragulus ex-scapus devant être tirée de la Suisse, seul pays où elle croît, je puis me regarder comme le seul en état de le confectionner avec toutes ses propriétés.

(N° 22.) DES SUSPENSOIRS.

On nomme suspensoir un bandage en toile destiné à soutenir les testicules pendant le cours des périodes de la blennorrhagie, afin de prévenir le transport de l'écoulement sur ces parties. Pour remplir ce but, il faut l'appliquer de manière qu'il ne gêne point, et qu'étant debout, il soutienne les testicules assez haut pour empêcher que par leur poids elles ne tiraillent les cordons, et par la suite, ne cause une irritation de tout le système spermatique, d'où il s'ensuivrait une maladie grave, connue sous le nom de chaude-pisse tombée dans les bourses.

Nous engageons aussi les malades à le quitter en se mettant au lit, comme inutile et même nuisible.

(N° 23.) TISANE DE CHIENDENT.

Chiendent. .... ½ once.

Coupez-le et faites bouillir deux minutes dans de l'eau que vous jetterez, comme contenant un principe âcre; ensuite vous le soumettrez à l'ébullition dans suffisante quantité d'eau pendant un quart-d'heure, pour une pinte de tisane, à laquelle vous ajouterez, en retirant du feu,

Réglisse ratissée et effilée...... ½ once.

qu'on laissera infuser jusqu'à ce que la tisane soit froide.

(N° 24.) TISANE DE GRAINE DE LIN.

Graine de lin enfermée dans un linge........................ ½ cuillerée.

Faites bouillir pendant cinq minutes dans une pinte d'eau, retirez du feu et ajoutez :

Réglisse ratissée et effilée..... 2 gros.

Laissez refroidir.

(N° 25.) TISANE D'ORGE.

Orge perlé...................... 1 cuillerée.

Faites bouillir dans une suffisante quantité d'eau pour une pinte, ajoutez :

Réglisse ratissée et effilée...... 2 gros.

Laissez infuser.

Il faudra ajouter dix-huit grains de sel de nitre à ces tisanes, quand elles seront administrées contre la gonorrhée.

(N° 26.) TISANE DE RACINE DE FRAISIER.

Racine de fraisier................ 1 once.

Faites bouillir pendant un quart-d'heure dans une pinte d'eau, ajoutez :

Réglisse ratissée et effilée...... 2 gros.

Retirez du feu et passez.

Cette tisane ne doit être employée que dans le traitement de la blennorrhée.

(N° 27.) TISANE SUDORIFIQUE.

Gayac râpé.................. 2 onces.

Racine de salsepareille......... 1 once.

Faites bouillir dans deux pintes d'eau à vase clos pendant une heure, retirez du feu et ajoutez :

Sassafras..................... 2 gros.

Réglisse ratissée et effilée..... ½ once.

Usage. A boire dans la journée pendant le traitement de la syphilis ancienne.

Cette tisane est indiquée pour les personnes qui ne pourraient se procurer le rob végétal, qui méritera toujours la préférence.

(N° 28.) EAU ADOUCISSANTE

POUR DES BAINS LOCAUX.

Graine de lin, une cuillerée dans une bouteille d'eau froide; vous remuez de temps en temps, et après douze heures vous pouvez vous en servir en la faisant tiédir à la chaleur d'une chandelle dans un poêlon de fer-blanc. Elle remplace l'eau de guimauve que beaucoup de personnes ne peuvent pas faire.

FIN.

www.ingramcontent.com/pod-product-compliance
Ingram Content Group UK Ltd.
Pitfield, Milton Keynes, MK11 3LW, UK
UKHW020144200726
13856UKWH00003B/845